SVEN-DAVID MÜLLER · CHRISTIANE WEISSENBERGER

Ernährungsratgeber Leber und Galle

Genießen erlaubt

schlütersche

Inhalt

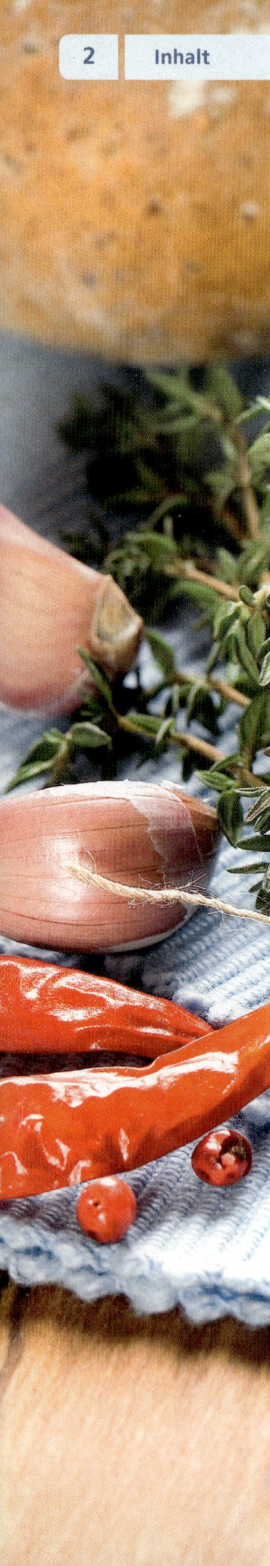

- 6 **VORWORT**

- 9 **LEBER UND GALLE – WICHTIG ZU WISSEN**
- 10 Leber und Gallenblase bilden ein Organsystem
- 14 Lebenswichtige Funktionen der Leber
- 18 Erkrankungen von Leber und Gallenblase

- 37 **DIE ERNÄHRUNG UMSTELLEN – ABER WIE?**
- 38 Lebensnotwendige Nähr- und Wirkstoffe
- 46 Das richtige Gewicht
- 49 Ernährungstherapie bei Leber- und Gallenwegserkrankungen
- 70 10 Tipps für das tägliche Leben
- 72 Musterpläne

!

Ab Seite 72 finden Sie sieben Musterpläne für die häufigsten Erkrankungen von Leber und Gallenblase.

89	**60 REZEPTE – LECKER ESSEN BEI LEBERERKRANKUNGEN**
90	Leckere Frühstücksideen
90	Früchtebrötchen
92	Fruchtiger Kefirshake
94	Sonntagsfrühstück
96	Vitamincocktail
98	Frischer Birnenquark
99	Schweizer Frühstück
100	Kräuterkäse
102	Rührei „Toskana"
104	Rucola-Hüttenkäse
106	Sauerkirsch-Vanille-Konfitüre
107	Birnen-Zimt-Gelee
108	Erdbeer-Rhabarber-Konfitüre
110	Herzhafte Mittagessen
110	Hähnchenfilet mit Kräuterkruste
112	Schnitzel-Zucchini-Röllchen
114	Hähnchen „Asia"
115	Grüne Rindfleischpfanne
116	Spinatauflauf
117	Thunfischsoße mit Oliven
118	Geschnetzeltes mit Mangold
120	Fischgeschnetzeltes „India"
122	Roter Couscous
123	Gebackene Polenta
124	Rotes Seezungenrisotto
126	Spaghetti à la Toskana
127	Süße Kartoffeln

!

Lecker essen und dabei Leber und Galle schonen.

128 Fischfilet „Madagaskar"
130 Risotto „Mamma Leone"
132 Tomatensoße
133 Exotisches Kartoffelpüree
134 Vegetarische Lasagne
136 Gemüseauflauf „Kreta"
138 Fruchtige Gemüsepfanne mit Serranoschinken
139 Zucchini „Casablanca"

140 Leichte Abendessen
140 Lauwarmer Blumenkohlsalat mit Schinkenstreifen
142 Herbstsalat
144 Reissalat mit Mandarinen
146 Rucola mit Parmesanspänen
147 Nudelsalat „Yvonne"
148 Sizilianischer Vesperteller
149 Gebratener Spargel mit Schinkenkrustis
150 Gemüsetoast „Rhodos"
151 Zitronengrassuppe
152 Lauchcremesuppe
154 Pastinakensuppe
155 Artischockenbruschetta
156 Gefüllte Tomatenscheiben
157 Olivenbruschetta

Inhalt 5

158	**Süße Zwischenmahlzeiten und Desserts**
158	Selbstgemachter Brombeerjoghurt
159	Bananen-Grapefruit-Gelee
160	Echte Vanillesoße
161	Mangodessert
162	Winterliche Creme
164	Süßer Auflauf
166	Gugelhupf
167	Zitronenlimonade
168	Zitronenmelisse-Eistee
169	Knusperwaffeln
170	Windbeutel
172	Selbstgemachtes Fruchteis
174	**ANHANG**
174	Adressen
175	Register

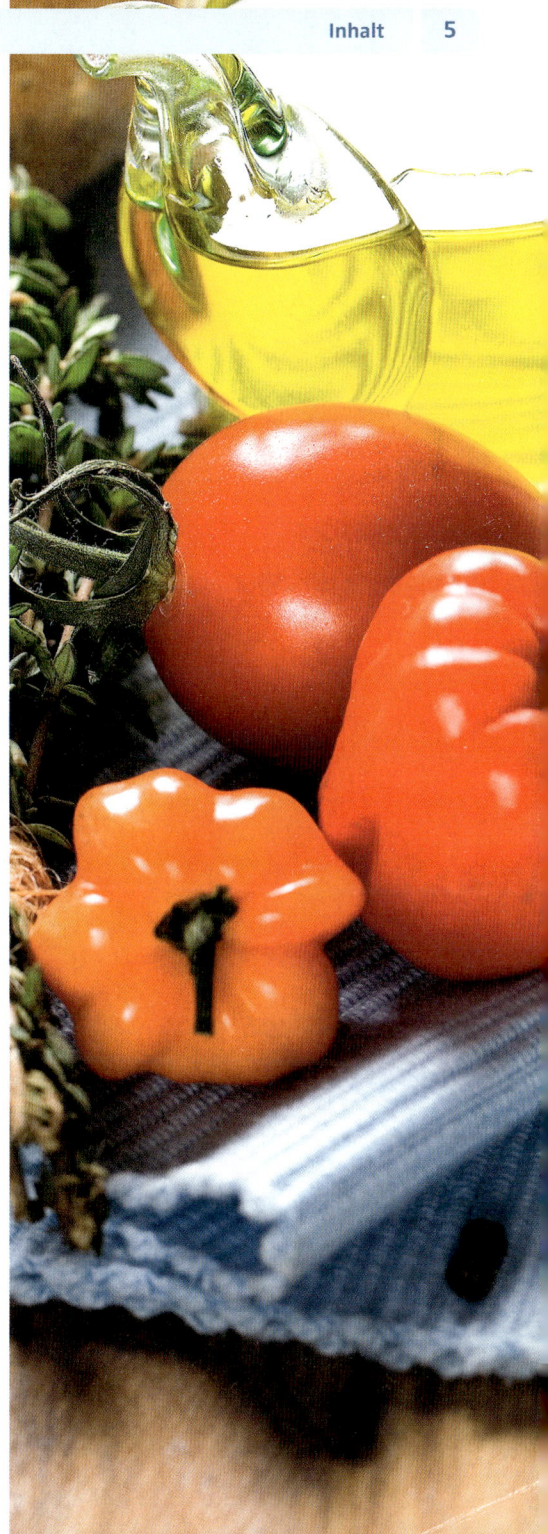

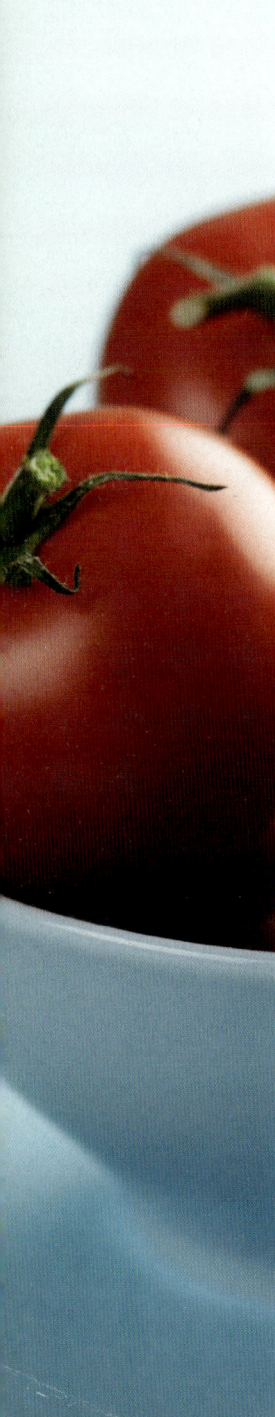

VORWORT

Liebe Leserin, lieber Leser,

die Leber ist das zentrale Stoffwechselorgan des Körpers, und ohne die Gallenflüssigkeit ist die Verwertung von Nahrungsfett nicht möglich. Entwicklungsgeschichtlich haben Leber und Gallenwege einen gemeinsamen Ursprung im hepatopankreatischen Ringpolster des Mitteldarms. Bei den Erkrankungen der Leber und der Gallenwege spielt die moderne Ernährungsmedizin sowohl in der Prophylaxe als auch dem therapeutischen Konzept eine bedeutende Rolle.

In Deutschland leiden viele Millionen Menschen an Erkrankungen der Leber und der Gallenwege: Gallensteine sind eine Volkskrankheit, die unter anderem auf Überernährung zurückzuführen ist. Ihnen kann beispielsweise durch eine fettarme Kost, die reich an Ballaststoffen ist, vorgebeugt werden. MCT-Fette sind hier hervorragend verträglich. Bei der Leberzirrhose ist die Feststellung der individuellen Eiweißtoleranz wichtig. Wichtig ist auch die regelmäßige Diätberatung, die dieses Ratgeber-Kochbuch ergänzen, aber nicht ersetzen kann. Leberentzündungen werden in erster Linie durch Viren verursacht, eine Leberzirrhose durch übertriebenen Alkoholkonsum. Bei allen Lebererkrankungen ist die Meidung von Alkohol die wichtigste ernährungsmedizinische Maßnahme.

Das vorliegende Buch „Ernährungsratgeber Leber und Galle" ist übersichtlich und für den Laien verständlich geschrieben. Es vermittelt den aktuellen Stand der Ernährungsmedizin. Wichtigen allgemeinen Empfehlungen folgen zahlreiche Rezepte, die bei Gallen- und Lebererkrankungen bestens geeignet sind. Das Buch kann eine individuelle Ernährungsberatung durch Diätassistenten zwar nicht ersetzen, es stellt aber eine wichtige und gute Ergänzung dar.

Wir wünschen Ihnen viel Spaß beim Nachkochen der Rezepte und guten Appetit!

Ihr
Sven-David Müller

Ihre
Christiane Weißenberger

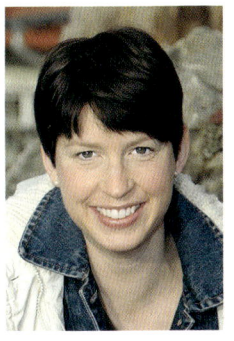

Christiane
Weißenberger
*Diätassistentin/
Diabetesassistentin*

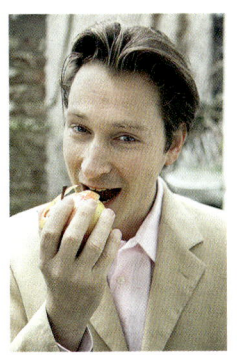

Sven-David Müller
*Diätassistent/
Diabetesberater*

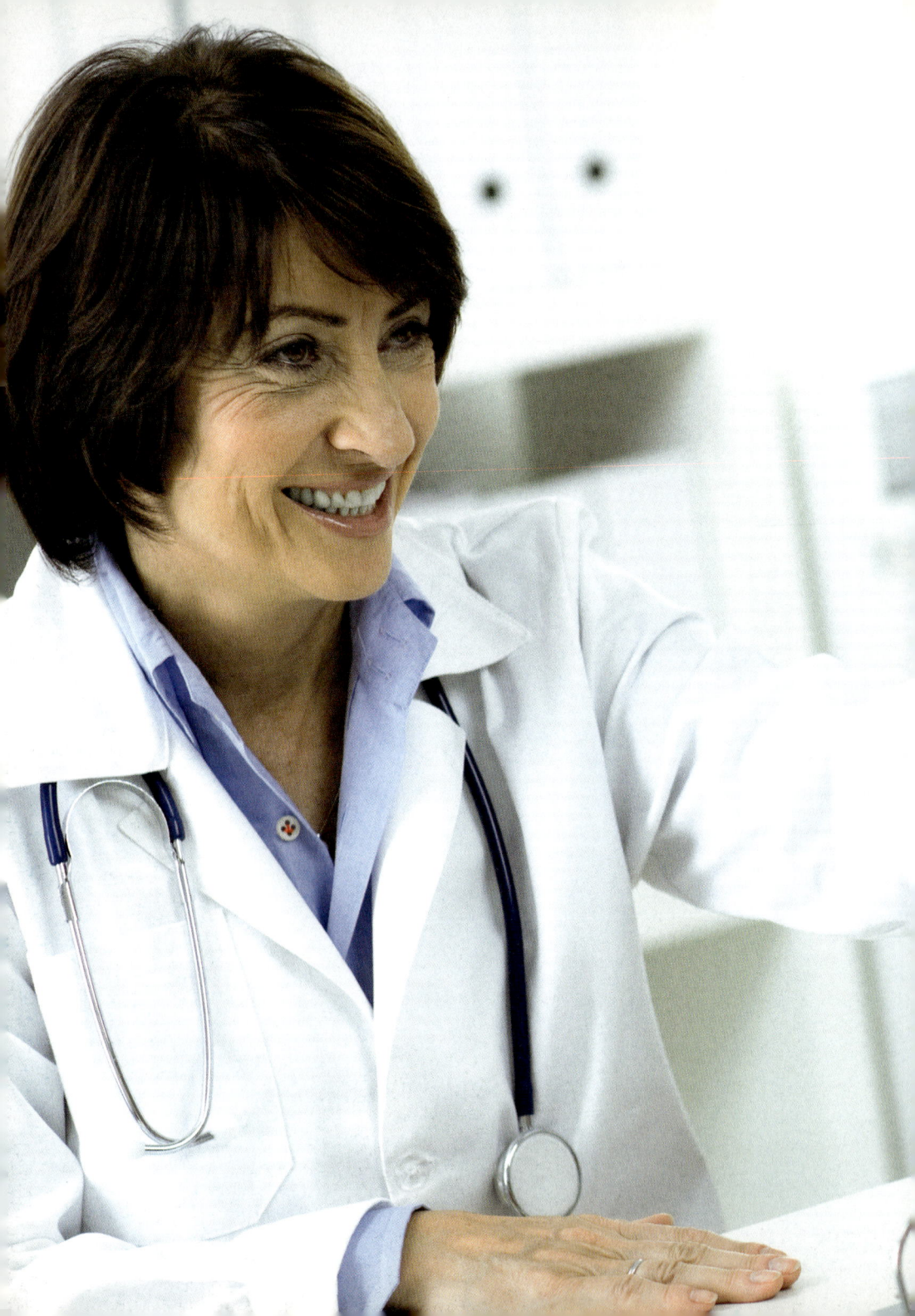

LEBER UND GALLE – WICHTIG ZU WISSEN

Die Leber ist die chemische Fabrik des menschlichen Körpers und gleichzeitig seine Kläranlage. Normalerweise funktioniert sie gut, wird sie jedoch überbelastet, zum Beispiel durch zuviel Alkohol, so kann sie der Entgiftung des Körpers nicht nachkommen. Die Gallenblase kann ebenfalls erkranken. Schmerzhafte Entzündungen oder Gallensteine können die Gallenblase, die zur Speicherung der Gallenflüssigkeit in Ruhephasen dient, funktionsuntüchtig machen.

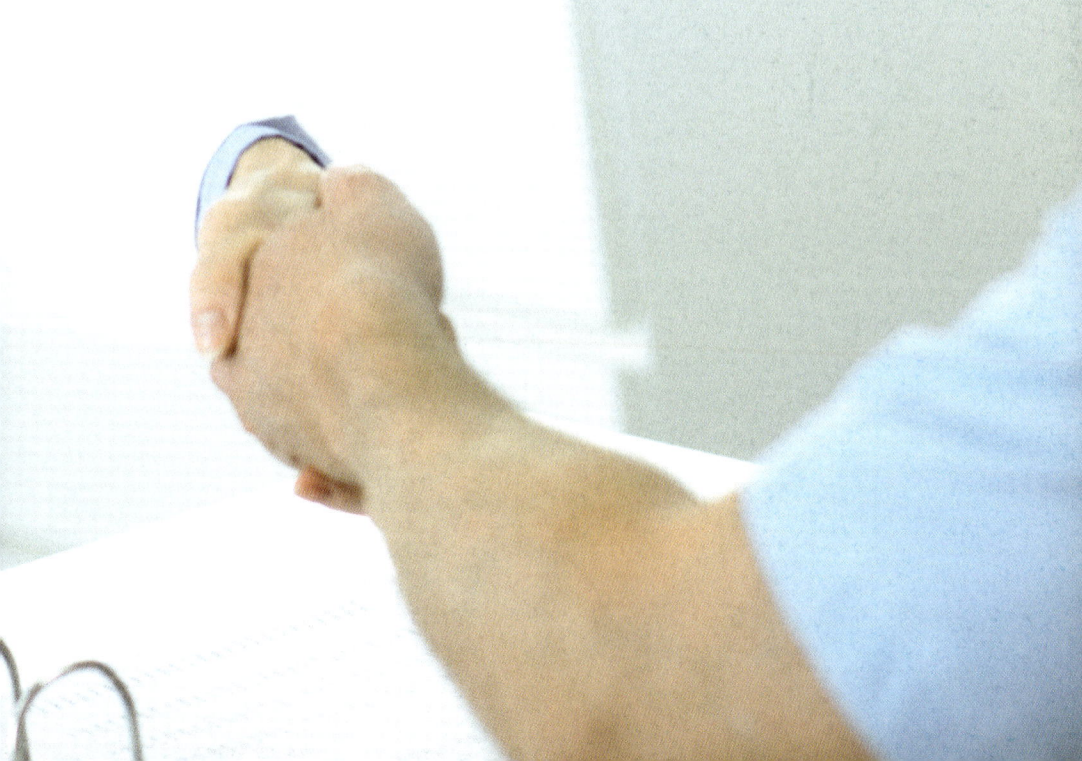

Leber und Gallenblase bilden ein Organsystem

> **!** Die Leber ist beim Um-, Auf- und Abbau von Nahrungsinhaltsstoffen beteiligt.

Die Leber ist das zentrale Stoffwechselorgan des Körpers und hat vielfältige Aufgaben bei der Speicherung, dem Um-, Auf- und Abbau von Nahrungsinhaltsstoffen. Beispielsweise baut die Leber körpereigenes Eiweiß auf. Ohne die Leber ist der Fett-, Kohlenhydrat- und Eiweißstoffwechsel nicht möglich. Die in der Leber gebildete und in der Gallenblase gesammelte Gallenflüssigkeit ist notwendig, um Nahrungsfett zu verdauen. Vor diesem Hintergrund ist leicht nachvollziehbar, dass bei Erkrankungen von Leber und Gallenblase die Ernährung eine sehr wichtige Rolle spielt. Viele Patienten mit chronischen Leberkrankheiten leiden unter einem Vitamin- und Mineralstoffmangel, dem man mit einer entsprechenden Ernährung entgegenwirken kann.

Die braunrote Leber liegt im rechten Oberbauch, im Schutz des knöchernen Brustkorbes unter dem rechten Rippenbogen, und reicht nach links bis in die Magengrube. Wichtige Nachbarorgane sind die rechte Niere, Dickdarm, Magen und Zwölffingerdarm, der erste Abschnitt des Dünndarms sowie die Bauchspeicheldrüse. Die Leber ist mit rund 1500 Gramm Gewicht die schwerste Drüse des menschlichen Körpers und gleichzeitig das größte innere Organ des Menschen.

> **!** Die Leber ist das größte Organ des Menschen.

Die Leber (medizinisch Hepar) ist in einen rechten größeren und einen linken kleineren Lappen gegliedert. Auf der Leberunterseite treten die Pfortader und die Leberarterie ein – das Blut aus beiden Adern durchfließt die Leber in kleinen Blutkapillaren und versorgt sie mit Sauerstoff für die vielen Stoffwechselvorgänge. Anschließend verlässt das Blut die Leber wieder über die Lebervenen. Die Pfortader liefert zusätzlich die Nährstoffe aus den Verdauungsorganen, aber auch Schadstoffe, die in der Leber entgiftet werden müssen.

Leber und Gallenblase bilden ein Organsystem 11

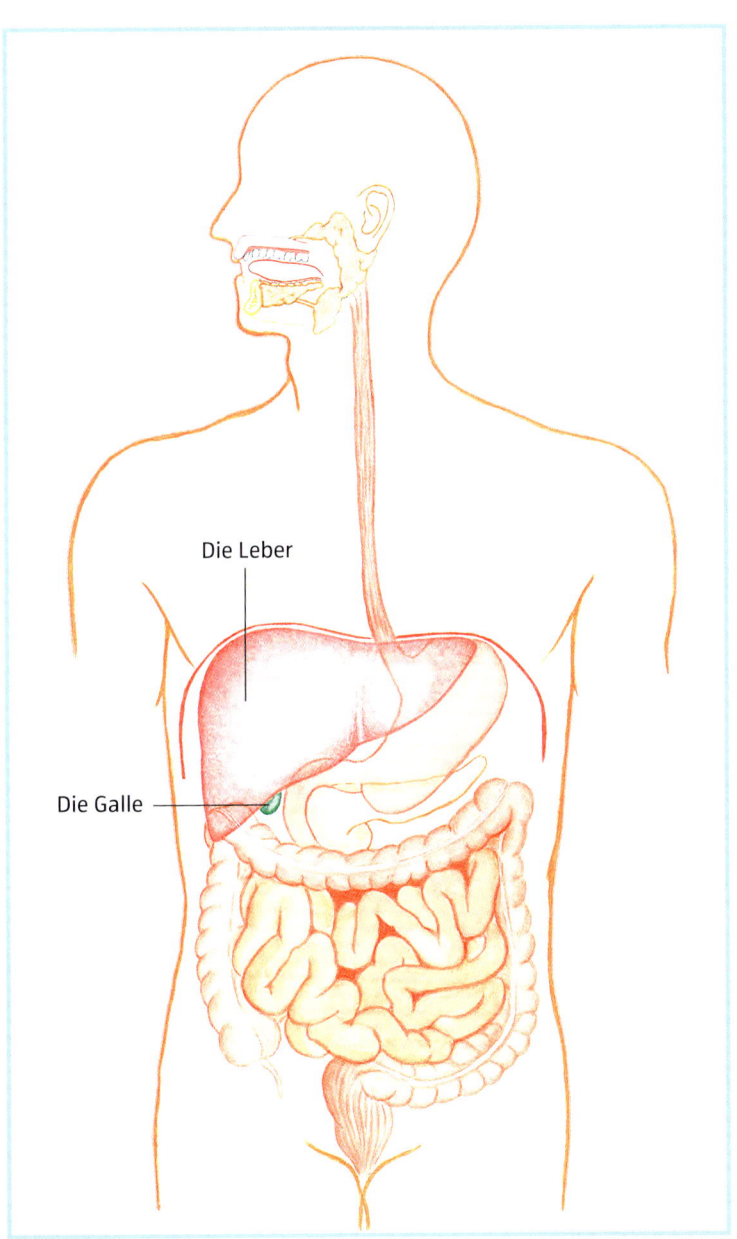

Sitz von Leber und Galle im menschlichen Körper.

Sowohl aus dem rechten als auch aus dem linken Leberlappen geht ein großer Gallengang hervor. Das System der Gallengänge besteht aus dem Lebergallengang, in dem die Gallenflüssigkeit, die in der Leber produziert wird, bis zu einer Aufzweigung führt. Von hier gelangt die Gallenflüssigkeit, die für die Fettverdauung notwendig ist, entweder auf dem Wege des Blasengangs zur Gallenblase (medizinisch Vesica fellea) oder über einen gallenflüssigkeitsabführenden Gang in den Zwölffingerdarm.

Die Leberlappen sind in etwa 50.000 bis 100.000 Leberläppchen unterteilt, die wiederum aus circa 3.000.000 Leberzellen (medizinisch Hepatozyten) bestehen. Diese Leberzellen sind der Ort, an dem die komplexen Stoffwechselvorgänge der Leber ablaufen.

Die Gallenblase – ein Anhängsel der Leber

Die Gallenblase liegt direkt hinter der Leber. Sie ist ein birnenförmiges Säckchen, das die unablässig von der Leber gebildete Gallenflüssigkeit sammelt, eindickt und speichert. Die Gallenblase fasst rund 40 Kubikzentimeter Gallenflüssigkeit. Das sind etwa 1½ Schnapsgläser oder drei Esslöffel voll. Die Gallenflüssigkeit entsteht in den Leberzellen des linken und des rechten Leberlappens. Die in der Wand der Gallenblase befindliche Muskulatur ermöglicht ein Zusammenziehen der Gallenblase und die Entleerung des Gallenblaseninhalts. Das passiert bei fettreichen Mahlzeiten. Wenn Fett schlecht vertragen wird, liegt das oftmals an einer Fehlfunktion der Gallenproduktion. Krampfhafte Zusammenziehungen der Gallenblasenmuskulatur können sehr starke Schmerzen auslösen.

!
Wer Fett schlecht verträgt, sollte seine Gallenproduktion überprüfen lassen.

Die Pfortader führt nährstoffreiches Blut zur Leber

Die Blutgefäße, die die Verbindung zwischen Magen-Darm-Trakt und Leber übernehmen, sind für die Ernährung und Versorgung des Organismus wichtig. Die Verbindung bezeichnet der Mediziner als Pfortadersystem, es verbindet das Blutgefäßsystem des Darms mit dem der Leber. Dadurch gelangt das nähr- und wirkstoffreiche Blut aus dem Darm über die Pfortader zur Leber. Die Nahrungsinhaltsstoffe, insbesondere die Abbauprodukte der Kohlenhydrate und die Bausteine der Eiweiße, die Aminosäuren, gelangen nach der Verdauung und Aufnahme in die kleinsten Blutgefäße als erstes zur Leber. Die Leberarterie bringt sauerstoffreiches Blut zur Leber.

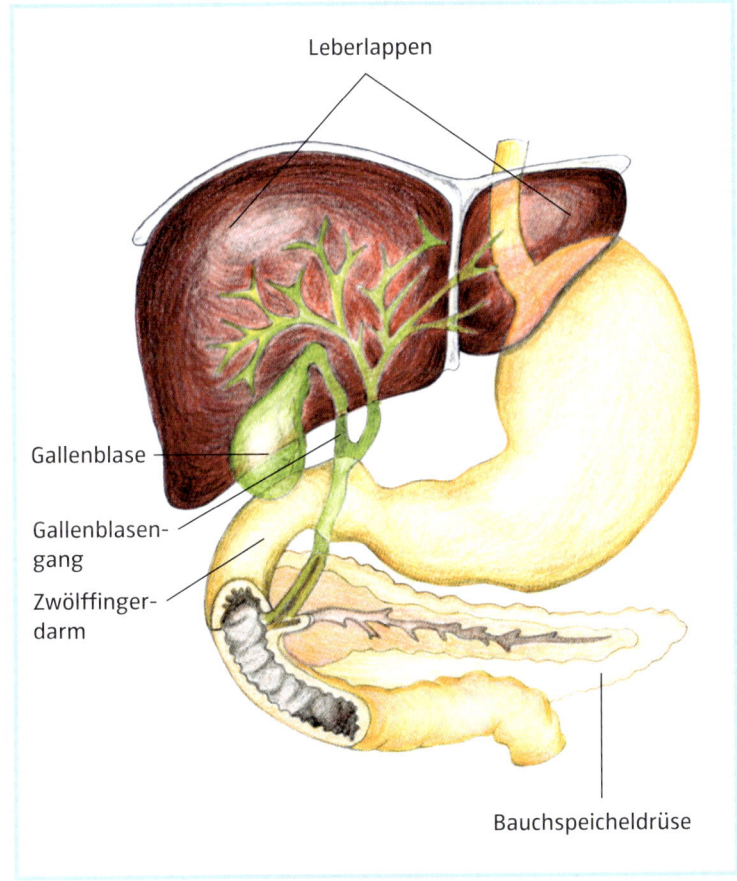

Das Organsystem Leber und Galle

> **!** 25 Prozent des im Körper befindlichen Blutes durchströmen jede Minute die Leber!

Die Leber ist dem Herzen vorgelagert. Sie kann erhebliche Mengen Blut in den Kreislauf werfen und ist stark durchblutet. In der Leber herrscht ein starker Blutfluss: 25 Prozent des im Körper befindlichen Blutes durchströmen jede Minute die Leber.

Beeinträchtigungen des Blutflusses, wie sie beispielsweise bei der Leberzirrhose vorliegen, können schwerwiegende Folgen haben. Der Blutabfluss geschieht über drei Lebervenen in die untere Hohlvene, ein kräftiges Blutgefäß der Brust- und Bauchhöhle.

Ist der normale Durchfluss des Pfortaderblutes durch die Leber – beispielsweise durch Verhärtung des Organs (Leberzirrhose) – behindert, entsteht ein Rückstau des Blutes. Dieser kann zu Krampfadern in der Speiseröhre führen. Diese Gefäße wölben sich dann im unteren Drittel, also vor dem Mageneingang, in die Speiseröhre hinein. Gefürchtete Komplikationen sind dabei schwer stillbare Blutungen.

Lebenswichtige Funktionen der Leber

Stoffwechselzentrale Leber

> **!** In der Leber finden wichtige Prozesse des Eiweiß-, Kohlenhydrat- und Fettstoffwechsels statt.

Die Leber ist das zentrale Stoffwechselorgan in unserem Körper. Aufgenommene Nährstoffe werden der Leber vom Verdauungstrakt über die Pfortader zugeführt und dort um- oder abgebaut. Die Leber versorgt auf diese Weise den Körper vor allem mit den lebenswichtigen Stoffen wie Eiweiße, Kohlehydrate und Fette.

Eiweiße aus der Nahrung werden im Darm und in der Leber in ihre Bausteine, die Aminosäuren, abgebaut und dann in der Leber zu körpereigenen Proteinen umgebaut. Dies sind vor allem Strukturbestandteile unseres Körpers wie z. B. Hormone oder Hämoglobin im Blut. Nur in Notfällen werden Eiweiße zur Energieversorgung genutzt.

Aber auch Kohlenhydrate sowie Vitamine und Mineralstoffe werden von der Leber aufgenommen und teilweise in den Leberzellen bearbeitet. Überschüssiger Blutzucker wird in der Leber zu Glykogen, der Speicherform des Zuckers, umgebaut. Glykogen wird umgekehrt bei Energiebedarf wieder abgebaut bzw. Glukose (Zucker) neugebildet. Zudem werden in den Leberzellen Fettsäuren, die für die Fettverdauung wichtig sind, um- und abgebaut.

Die Leber sorgt als Stoffwechseldepot für Reserven im Organismus. Durch die Speicherung wichtiger Nährstoffe kann die gesunde Leber die übrigen Organe und Zellen des Körpers im Notfall bedarfsgerecht mit Vorräten versorgen. Bei plötzlichem Energiebedarf, beispielsweise einem raschen Lauf, wandelt die Leber das Speicherkohlenhydrat Glykogen durch die Hilfe des Hormons Glukagon, das in der Bauchspeicheldrüse gebildet wird, in Traubenzucker um. Das Hormon Insulin fördert den Aufbau von Glykogen in der Leber.

> **!**
> Die Leber wandelt das Speicherkohlenhydrat Glykogen in Traubenzucker um – ist sozusagen unser Energie-Reservedepot.

Das aus dem abgebauten Hämoglobin der roten Blutkörperchen freiwerdende Eisen wird teilweise in der Leber gespeichert. Ohne Eisen ist kein Sauerstofftransport im Organismus möglich, ohne Eisen würden wir trotz Atmung ersticken.

Die Leber ist außerdem ein wichtiges Speicherorgan für die fettlöslichen Vitamine A, D, E, und K sowie Folsäure und Vitamin B_{12}. Der Mineralstoff Zink ist wichtig für die Leberfunktion und die Entgiftung. Bei chronischen Lebererkrankungen sollte deshalb grundsätzlich über eine Vitamin- und Zinkgabe nachgedacht werden.

Ohne Leber keine Entgiftung

Weiterhin ist die Leber ein wichtiges Speicherorgan und dient auch der Ausscheidung von Stoffen mit der Galle. Die Leber hat auch die Aufgabe, unnütze oder giftige Stoffe unschädlich zu machen, das heißt zu entgiften. Die schädlichen Stoffe werden von

> **Wichtigste Funktion der Leber: Die Entgiftung unseres Körpers.**

der Leber aufgenommen und durch Umwandlungsreaktionen inaktiviert oder in stärker wasserlösliche, besser mit dem Urin ausscheidbare Substanzen umgewandelt.

Insbesondere die Ammoniakentgiftung sei an dieser Stelle erwähnt. Ammoniak, der beim Abbau der Eiweißbausteine (Aminosäuren) in der Leber anfällt, ist stark giftig. Vor allem das Gehirn reagiert auf hohe Konzentrationen an Ammoniak. Es kommt zu Beeinflussungen, die letztendlich im Koma und Tod des Betroffenen enden können. Die Leber entgiftet den Ammoniak über den sogenannten Harnstoffzyklus. Im Harnstoffzyklus wird der Ammoniak in ungiftigen Harnstoff umgewandelt. Dieser wird über die Niere mit dem Urin ausgeschieden. Vor allem bei einer Schädigung oder Erkrankung der Leber ist es sehr wichtig, dass der toxische Ammoniak weiterhin entgiftet werden kann.

Die Leber inaktiviert aber auch Hormone, baut körpereigene und körperfremde Stoffe, beispielsweise Medikamente und Giftstoffe (Toxine), ab.

Funktionen der Leber
- Stoffwechsel von Eiweißen, Kohlenhydraten und Fetten
- Speicherung lebenswichtiger Stoffe
- Abbau und Aktivierung von Hormonen
- Bildung der Gallenflüssigkeit
- Bildung der Plasmaproteine
- Entgiftung

Die Galle ist kein Organ, sondern eine Flüssigkeit

Eine weitere wichtige Aufgabe der Leber ist es, Gallenflüssigkeit zu produzieren und bedarfsgerecht an den Dünndarm abzugeben. Mit der Gallenflüssigkeit werden umgewandelte körperfremde Substanzen zur Aussscheidung gebracht. Um eine ausreichende Menge – auch bei fettreichen Speisen – vorrätig zu haben, wird die Gallenflüssigkeit in der Gallenblase gespeichert. Die Möglichkeit der Eindickung der Gallenflüssigkeit erhöht dabei das Reservoir, führt aber auch zu Problemen, wenn die Eindickung sozusagen misslingt und sich Gallensteine bilden. Die Gallenblase hat die Aufgabe, die Gallenflüssigkeit von 97 Prozent auf 89 Prozent Wassergehalt einzudicken.

Die Leberzellen geben das Gallensekret an ein feines Gangsystem in der Leber ab. Schließlich sammelt sich die Gallenflüssigkeit, kurz als Galle bezeichnet, in den Gallengängen und fließt in den Dünndarm oder die Gallenblase. Innerhalb eines Tages bildet die Leber einen halben bis einen Liter Gallenflüssigkeit. Die Absonderung erfolgt vor allem nachts. Die Gallenflüssigkeit ist normalerweise goldgelb. Sie enthält große Mengen Wasser, den Emulgator Lezithin, viel Cholesterin, Salze der Gallensäuren, rötlichen Gallenfarbstoff (das Bilirubin) und Schleim. Ein wesentlicher Bestandteil der Gallenflüssigkeit ist das Bilirubin, das zu 85 Prozent aus dem Abbau der roten Blutkörperchen stammt. Die Gallenblase entzieht der Gallenflüssigkeit zur Eindickung Flüssigkeit.

Aus Cholesterin, das die Leber aus dem Blutkreislauf erhält, entstehen in der Leber die Gallensäuren, die in der Galle enthalten sind. Sie zerteilen die Nahrungsfette in feinste Kügelchen, sie emulgieren sie also. Dadurch erhöht sich die Oberfläche des Fettes und macht diese für die Lipase, das fettspaltende Enzym, das aus der Bauchspeicheldrüse stammt, leichter abbaubar. Erst durch die Gallenflüssigkeit kann die Lipase ihre volle verdauende Kraft entfalten. Die Gallensäuren wirken zudem antibakteriell und zerstören schädliche Bakterien aus der Nahrung.

> **!** Die Leber produziert Gallenflüssigkeit, die dabei hilft, körperfremde Substanzen auszuscheiden.

Erkrankungen von Leber und Gallenblase

> **!** Zu den häufigsten Erkrankungen der Leber zählen diejenigen, die durch Alkoholmissbrauch entstehen.

Zu den häufigsten Erkrankungen der Leber zählen diejenigen, die durch Alkoholmissbrauch entstehen. Die Leber schafft irgendwann ihre Aufgabe als Entgiftungsstation nicht mehr und wird krank: Fettleber, Leberzirrhose, Leberkrebs mit allen gefährlichen Komplikationen entstehen. Häufige Erkrankungen der Gallenblase sind Entzündungen und Steinleiden. Extrem schmerzhafte Gallenkoliken entstehen, wenn ein Gallenstein im Gallengang oder die Gallenblase einklemmt.

Gelbsucht

> **!** Gelbsucht ist ein Hinweis auf Leber- oder Gallenerkrankungen.

Gelbsucht – die Gelbfärbung von Haut, Schleimhäuten und der Lederhaut des Auges – wird in der medizinischen Fachsprache Ikterus genannt. Sie ist keine Krankheit an sich, sondern ein Symptom dafür, dass in Leber oder Gallenblase Krankheiten vorliegen.

Wie kommt es zu dieser typischen Gelbfärbung? Gelb wird die Haut, wenn sich dort Bilirubin, der rötliche Gallenfarbstoff, ablagert. Bilirubin ist ein Abbauprodukt des roten Blutfarbstoffs Hämoglobin und wird bei gesunden Menschen durch einen Kreislauf im Dickdarm zu 15 Prozent wieder aufgenommen und zur Leber zurücktransportiert. Danach schüttet ihn die Leber über die Gallenflüssigkeit wieder in den Dünndarm aus. Ein Teil des Bilirubins geht jedoch verloren und färbt den Stuhlgang braun. Kleine Mengen werden über den Urin ausgeschieden, der ebenfalls bilirubingefärbt ist. Ohne das Bilirubin der Gallenflüssigkeit hätten wir einen hellen Stuhlgang und einen fast durchsichtigen Urin.

Bei Störungen des Bilirubinkreislaufs häuft sich der Farbstoff im Blut an, und es kommt zur Gelbfärbung der Augenlederhaut und schließlich der Haut. Bei vielen Erkrankungen der Leber, beispielsweise Leberentzündungen (Hepatitiden), Gallenwegserkrankungen, Leberverhärtung (Leberzirrhose) und Erkrankungen der Gallenblase, ist ein Ikterus festzustellen. Es kann auch zu einer Gelbsucht kommen, wenn zu viel Blut aufgelöst wird oder die Bildung der roten Blutkörperchen gestört ist. Steigt der Bilirubingehalt des Blutplasmas auf Werte über 2 mg/100 ml an, kommt es zur Gelbsucht.

In jedem Fall muss so rasch wie möglich nach der eigentlichen Krankheit gesucht und entsprechend therapiert werden. Auch die Ernährungstherapie richtet sich nach dem eigentlichen Auslöser der Gelbsucht.

Weitere Symptome für Lebererkrankungen können Wasserablagerungen im Bauchraum (Aszites), deutlich sichtbare Venen am Bauch und Krampfadern in der Speiseröhre und im Magen, die zu plötzlichen, gefährlichen Blutungen führen können. Bei all diesen Zeichen ist Eile geboten!

Volkskrankheit Fettleber

Die Leber kann Fettsäuren verbrennen oder wieder zu Fetten aufbauen. Der Export von Fetten in den gesamten Organismus ist jedoch begrenzt, so dass es bei einem Überangebot an Fett oder Blutzucker, der ebenfalls zu Fett umgebaut werden kann, zu einer Ablagerung in die Leberzellen kommen kann. Eine Fettleber entsteht also, wenn die Leber selbst Fett in ihren Zellen im Übermaß speichert. Auch durch verstärkten Abbau von Fetten im Körper kann es zur Entstehung einer Fettleber kommen.

Eine Fettleber liegt bei einer diffusen Verfettung von mehr als 50 Prozent der Leberzellen oder einem Fettanteil von über fünf Prozent des Lebergewichtes vor. Die Fettleber kann im Vergleich zu einer gesunden Leber mehr als das doppelte Gewicht erreichen. Aus der Fettleber kann sich sogar eine Leberentzündung (Hepatitis) oder eine Leberzirrhose entwickeln.

Die Fettleber ist eine der häufigsten Erkrankungen der Leber. Die Ursachen hierfür sind häufig Alkoholmissbrauch, eine

> **!** Eine Fettleber entsteht, wenn die Leber zu viel Fett in ihren Zellen speichert.

übermäßige, fettreiche Ernährung und Diabetes mellitus: Etwa 30 Prozent aller Adipösen und bis zu 50 Prozent der Diabetiker weisen eine Fettleber auf.

Ursachen für eine Fettleber sind:
- Alkohol
- Diabetes mellitus (insbesondere Typ 2)
- Übergewicht
- Medikamente, Giftstoffe
- Fettstoffwechselstörungen
- (Heil-)Fasten, Crashdiäten (<600 Kilokalorien)
- Mangelernährung (z. B. Eiweißmangel), Anorexie
- entzündliche Darmerkrankungen, Sprue/Zöliakie

Gefährliche Sonderform der Fettleber: NASH
Auch ohne Alkoholmissbrauch kann sich aus einer chronischen Fettleber eine Fettleberhepatitis (NASH = nichtalkoholische Steatohepatitis) entwickeln, die histologisch ganz ähnlich wie eine alkoholtoxisch ausgelöste Fettleberhepatitis aussieht und nicht ungefährlich ist. Die NASH kann inaktiv sein, aber auch schwelend bis hin zur Ausbildung einer Leberzirrhose fortschreiten. In einer Studie finden sich bei 70 Prozent der Übergewichtigen eine NASH, davon bei rund 40 Prozent eine Leberzirrhose. Es gibt noch keine Therapie gegen die NASH, jedoch erfolgversprechende therapeutische Ansätze.

> **!** Die einfache Fettleber führt zu keiner Beeinträchtigung der Leberfunktion und bleibt deshalb oft lange Zeit unbemerkt.

Die einfache Fettleber führt zu keiner Beeinträchtigung der Leberfunktion und bleibt deshalb meist lange Zeit unbemerkt. Sie verursacht in der Regel keine direkten Schmerzen außer in seltenen Fällen ein Druckgefühl im Oberbauch. Zu ausgeprägten Schmerzen kommt es, wenn die bindegewebige Leberkapsel durch die Ausdehnung des Leberzellgewebes gespannt wird. Als

Erkrankungen von Leber und Gallenblase

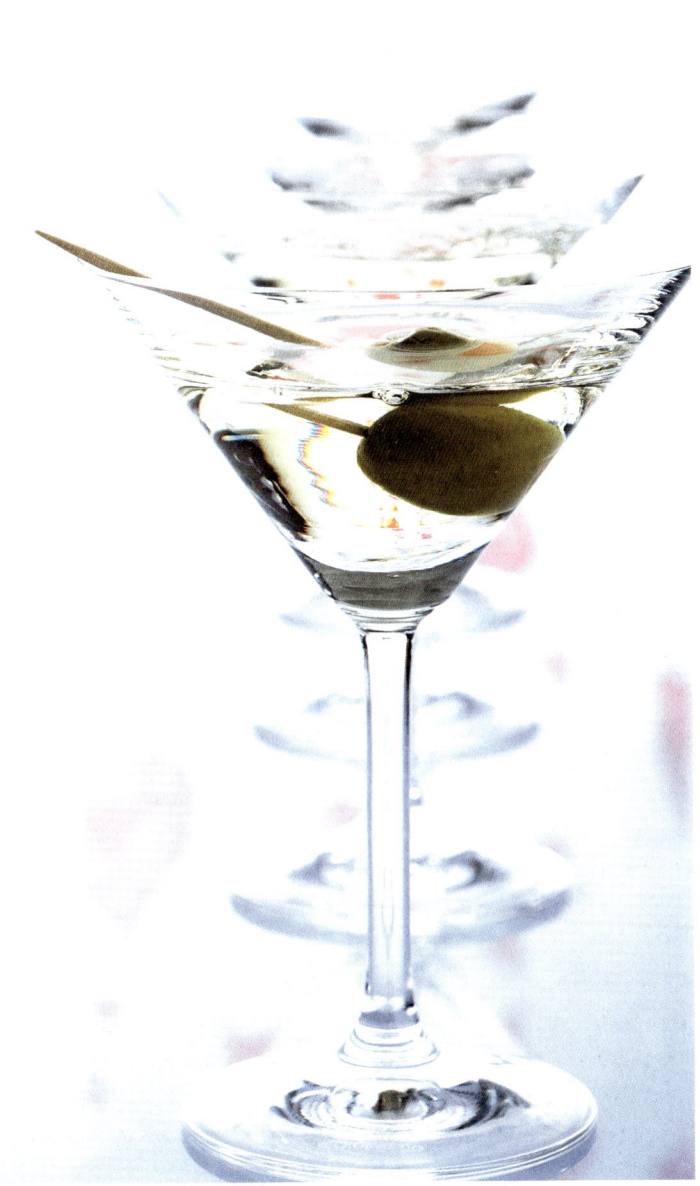

Gegen ein Gläschen in Ehren ist nichts einzuwenden. Alkoholmissbrauch macht jedoch krank!

Folge der Fettleber können die nachfolgenden Beschwerden auftreten: Ermüdung, Appetitverlust, Völlegefühl und Blähungen. Bei einer Fettleber können die Leberzellen ihre Funktionen weitgehend erfüllen. Aber aus einer Fettleber können sich – vor allem bei fortgesetztem Alkoholgenuss – auch Leberentzündungen und Leberzirrhosen entwickeln, die sehr viel größere Gefahren mit sich bringen.

Die Fettleber ist tastbar und beim Ultraschall deutlich von einer „normalen" Leber zu unterscheiden. Die Leberenzyme, die im Blut messbaren Werte, verändern sich unter Leberzellverfettung anfangs nur unbedeutend oder überhaupt nicht.

Eine Fettleber – selbst die ausgeprägte Leberverfettung – kann sich, soweit noch keine Zirrhose entstanden ist, wieder vollständig zurückbilden. Wichtig ist dafür vor allem der Verzicht auf Alkohol und eine geeignete Ernährungsweise. Auch eine Unterstützung der Leber mit geeigneten Medikamenten ist zu empfehlen. Die Therapie der Fettleber besteht in einer strikten Vermeidung der auslösenden Giftstoffe, Gewichtsreduktion, Behebung des Stoffwechseldefekts bzw. der Erkrankung sowie einer Anpassung der Ernährung.

> **!**
> Hepat- = Leber
> -itis = Entzündung.

Hepatitis – akute und chronische Entzündung der Leber

Die Leberfunktion kann weiterhin durch eine heute sehr häufige, durch Viren hervorgerufene Entzündung der Leber stark beeinträchtigt werden. Der Mediziner bezeichnet das als Hepatitis. Die Hepatitis geht in der Regel mit einer Gelbsucht, die oftmals erstes Anzeichen ist, einher. Entzündungen der Leber können aber auch ganz unbemerkt verlaufen. Andere Formen zeigen so starke Symptome, dass sie nicht unentdeckt bleiben.

Unter einer akuten Hepatitis ist eine plötzlich einsetzende Entzündung der Leber zu verstehen, wohingegen der Begriff chronische Hepatitis ein über einen Zeitraum von sechs Monaten ohne Besserung fortschreitendes Leberleiden bezeichnet.

Ursache ist eine Infektion mit Hepatitisviren, die zu einer Infektion des gesamten Organismus führen können, so dass gelegentlich neben der im Vordergrund stehenden Leberentzündung eine Lymphknotenvergrößerung, Bauchspeicheldrüsenentzündung, bestimmte Formen der Anämie (Blutarmut) oder auch Herzbeutelentzündungen auftreten können.

Die akute Virushepatitis, also eine durch ein Virus hervorgerufene Entzündung der Leber, ist weltweit die häufigste Ursache von Gelbsucht und Leberversagen. Sie wird durch mindestens fünf verschiedene Viren ausgelöst. Jeder der Erreger gehört zu einer anderen Virusfamilie. Eine Hepatitis kann aber auch durch andere Viren und Bakterien hervorgerufen werden.

Die Hepatitis B ist die häufigste Viruserkrankung des Menschen (55 Prozent). Weltweit gibt es rund 300 Millionen Träger des Hepatitis B Virus (HBV). Das klinische Bild der Hepatitis B kann schwer sein und mehr als 12 Wochen andauern. Sehr viel seltener sind die Hepatitis D und E, letztere ist vor allem außerhalb Europas verbreitet. Gegen die Hepatitis A und B ist eine Impfung möglich. Die überwiegende Zahl der akuten Virushepatitiden heilt problemlos aus. Chronische Verläufe finden sich bei der Hepatitis B, C und D.

Die akute Virushepatitis ist in den meisten Fällen eine Erkrankung, die bei entsprechender Therapie mit vollständiger Genesung des Betroffenen und Wiederherstellung seiner Leberfunktion einhergeht.

Die durch die unterschiedlichen Virusgruppen hervorgerufenen Beschwerden unterscheiden sich kaum: Zwei Drittel aller Virushepatitiden verlaufen sogar ohne Symptome! In der Anfangsphase äußert sich eine akute Hepatitis in schlechtem Allgemeinbefinden, Appetitlosigkeit und Übelkeit, leichtem Fieber, Müdigkeit. Nach circa einer Woche treten zusätzlich folgende Symptome auf: Gelbsucht, dunkler Urin, heller Stuhlgang, Juckreiz.

> **!** Die akute Virushepatitis ist weltweit die häufigste Ursache von Gelbsucht und Leberversagen.

Der Arzt stellt eine Vergrößerung der Leber, eventuell auch der Milz und eine Lymphknotenschwellung fest. Laboruntersuchungen (Leberwerte, Erreger- bzw. Antikörpernachweis) untermauern die Diagnose.

Gegen die Hepatitis-Erreger A, D, und E gibt es zurzeit keine wirksamen Medikamente. Die Therapie konzentriert sich daher auf die Behandlung der Symptome. Wichtig ist, dass der Betroffene Bettruhe einhält und das Gewicht über eine hochkalorische – mindestens 2500 Kilokalorien – ausgewogene Ernährung konstant hält. Medikamente, die die Leber schädigen können, müssen abgesetzt werden, und Alkohol ist in jeglicher Form zu meiden.

Zur Behandlung der Hepatitis B werden vor allem Interferon alfa, Peginterferon alfa-2a und virenhemmende Mittel wie Nukleosidanaloga eingesetzt.

Die Standardtherapie einer Hepatitis-C-Infektion ist eine sofortige regelmäßige Injektion der Substanz Interferon über 24 Wochen hinweg. Interferon steigert die Immunabwehr und wirkt einer Vermehrung des Virus entgegen. Bei einer frühzeitigen Therapie besteht die Chance, die Krankheit zu heilen und den Übergang in eine chronische Erkrankung zu verhindern.

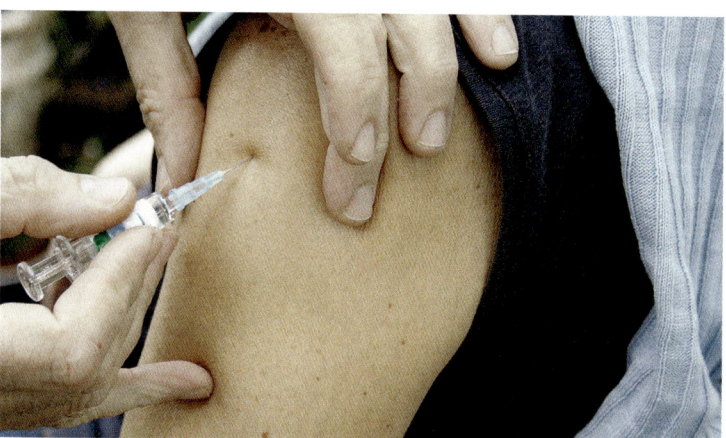

Gegen die Hepatitis A und B ist eine Impfung möglich.

Eine akute Hepatitis ist keine Indikation für eine fettarme Kost. Leider gibt es noch viele wissenschaftlich nicht haltbare Diätregeln, die dem Betroffenen mehr schaden als nutzen. Nur in wenigen Fällen muss eine akute Hepatitis im Krankenhaus behandelt werden. Zu verhindern ist in jedem Falle, dass die Hepatitis in eine chronische Form übergeht.

> **!** Wichtig ist, dass eine Hepatitis nicht chronisch wird.

Die chronische Leberentzündung

Eine fortschreitende Zerstörung der Leberzellen durch chronisch entzündliche Prozesse bis hin zur Entwicklung einer Leberzirrhose ist das Merkmal der chronischen Hepatitis. Unter den bekannten Erregern einer Hepatitis sind chronische Verlaufsformen nur bei Infektionen mit dem Hepatitis-B-, Hepatitis-C-, Hepatitis-D-Virus sowie dem neu entdeckten Hepatitis-G-Virus beobachtet worden. Aus der Hepatitis A und E entwickelt sich keine chronische Verlaufsform. Bei Hepatitis B und C ist das Risiko eines Leberzellkrebses deutlich erhöht.

> **!** Die Anzeichen einer chronischen Hepatitis sind Mattigkeit, Beschwerden im rechten Oberbauch, Gelenkschmerzen und eventuell Juckreiz.

Unabhängig von der Ursache der chronischen Hepatitis sollten Betroffene Alkohol in jeglicher Form absolut meiden. Der Arzt muss bei der Verordnung von Medikamenten deren mögliche Leberschädlichkeit sorgfältig überprüfen. Spezielle Diäten gibt es auch bei chronischer Hepatitis nicht. Die Kost sollte ausgewogen sein und gewährleisten, dass der Betroffenen nicht an Gewicht abnimmt. Die Kalorienzufuhr muss 2500 Kilokalorien überschreiten und sollte nicht fettarm sein. Der Eiweiß- und Fettgehalt sollte normal gestaltet sein. Eine chronische Hepatitis ist kein Grund für eine fettarme Kost, im Gegenteil. Leider sind noch immer veraltete und unwirksame Diätkonzepte im Umlauf. Lediglich wenn die chronische Hepatitis zu einer Leberzirrhose geführt hat, sind diätetische Maßnahmen notwendig. Diese sind im Kapitel „Richtig essen bei Leberzirrhose" beschrieben.

> **!**
> Zu den schwerwiegendsten Krankheiten der Leber gehört die Leberzirrhose.

Die Leberzirrhose

Zu den schwerwiegendsten Krankheiten der Leber gehört neben dem Leberkrebs die Leberzirrhose. Sie stellt das Endstadium zahlreicher Lebererkrankungen dar und ist in der Regel irreversibel.

Ein übermäßiger Alkoholkonsum ist mit Abstand die häufigste Ursache für die Entstehung einer Leberzirrhose. Aber auch eine Hepatitis B oder C kann zu dieser Erkrankung führen. Darüber hinaus tritt eine Leberzirrhose in seltenen Fällen auch im Rahmen anderer Beschwerdebilder, wie zum Beispiel erblichen Stoffwechselerkrankungen oder Schädigungen durch Chemikalien, auf.

> Von jeweils 100.000 Personen in Europa und in den USA entwickeln jährlich etwa 250 eine Leberzirrhose; dabei sind Männer doppelt so häufig betroffen wie Frauen. Etwa 50 Prozent aller Fälle werden durch übermäßigen Alkoholkonsum verursacht, weitere 30 Prozent sind die Folge einer Virushepatitis. Deutschland führt die Rangliste des Alkoholkonsums in der Welt an: Vier Millionen Menschen sind alkoholkrank, 500.000 davon sind jugendlich.

Was geschieht bei einer Leberzirrhose? Durch den Einfluss schädlicher Stoffe wie Alkohol oder durch Entzündungen sterben aktive Leberzellen ab und werden durch inaktive Bindegewebszellen ersetzt. Die Leber schrumpft und verhärtet mit der Zeit. Der Untergang der Leberzellen ist fortschreitend und kann nicht zurückentwickelt werden. Durch die Zirrhose können alle Leberfunktionen gestört sein: Entgiftung, Eiweißaufbau, Kohlenhydratspeicherung, Triglyzeridaufbau, Bildung von Cholesterin- und Gerinnungsfaktoren, Vitamin- und Mineralstoffspeicherung sowie die Bildung von Gallensäure.

Der Untergang des Leberzellgewebes verläuft anfangs völlig unbemerkt. Ein Nachweis ist lediglich mikroskopisch durch eine

Leberbiopsie möglich. Unabhängig von der Ursache macht sich eine Leberzirrhose meist durch Müdigkeit, Abgeschlagenheit, Übelkeit, Gewichtsverlust und einer verminderten Leistungsfähigkeit bemerkbar. Zudem kommt es vermehrt zu blauen Flecken und Blutungen. Darüber hinaus können bei Männern Potenzprobleme auftreten. Zu weiteren charakteristischen Beschwerden einer Leberzirrhose zählen die sogenannten Leberhautzeichen:
- deutliche Rotfärbung des Handballens (Palmarerythem)
- Verminderung der Körperbehaarung bei Männern
- Gelbfärbung von Augen und Haut (Ikterus)

Im Hals- und Oberkörperbereich entstehen häufig sogenannte Gefäßspinnen (Spider naevi). Sie bestehen aus punktartigen Gefäßknötchen, von denen sich kleine Gefäße wie ein Spinnennetz nach außen ziehen. Auch Weißnägel, Juckreiz, auffallend glänzende und gerötete Lippen (Lacklippen) sowie Wasseransammlungen in Beinen oder Bauch (Aszites) sind häufig.

In Deutschland versterben jährlich ca. 18.000 Menschen an den Folgen der Leberzirrhose. Die Sterblichkeitsrate durch Leberzirrhose steigt, da die wichtigste Ursache, der Alkoholmissbrauch, noch immer zunimmt.

Die Therapie der Leberzirrhose soll das Voranschreiten der Erkrankung aufhalten. Eine medikamentöse Therapie ist bisher nicht möglich. Der wichtigste Therapieansatz besteht in der Behandlung der Grunderkrankung oder der Vermeidung der auslösenden Giftstoffe. Mit einer Ernährungstherapie wird erst begonnen, wenn das Befinden des Patienten schlecht ist oder die psychomotorischen Fähigkeiten (Konzentration, Aufmerksamkeit etc.) als Anzeichen der hepatischen Enzephalopathie (Gehirnstörung) nachlassen.

Bei der kompensierten Zirrhose behält die Leber trotz Schädigung weitgehend ihre Funktionsfähigkeit bei. In dieser Phase sollte die Kost ausgewogen sein. Wurde die Erkrankung durch

> **!**
> Zur Ausbildung einer typischen Symptomatik kommt es erst, wenn mehr als 80 Prozent des Lebergewebes untergegangen sind.

> **!**
> Alkohol ist Gift für die Leber und Feind des Menschen!

übermäßigen Alkoholkonsum ausgelöst, verspricht strikte Alkoholabstinenz gute Heilungschancen.

Bei der dekompensierten Zirrhose kann die Schädigung des Gewebes nicht mehr ausreichend ausgeglichen (kompensiert) werden und es kommt zur ausgeprägten Funktionsstörung der Leber. Hier setzt eine Ernährungstherapie ein.

Bleibt eine Leberzirrhose unbehandelt, wird die Funktionsfähigkeit der Leber immer weiter eingeschränkt. Im fortgeschrittenen Stadium können Komplikationen wie Leberversagen, Leberkrebs und Blutungen aus Krampfadern der Speiseröhre (Ösophagusvarizen) auftreten. Eine der wichtigsten Entgiftungsfunktionen der Leber ist die Ammoniakentgiftung. Der Ammoniak, der beim Abbau der Aminosäuren in der Leber anfällt, ist stark toxisch. Kann die kranke Leber Ammoniak nicht mehr effizient aus dem Blut entfernen, kommt es zu einer hepatischen Enzephalopathie, da der toxische Ammoniak in hoher Konzentration ins Gehirn gelangt. Dieses reagiert darauf empfindlich: Störungen des Stoffwechsels und der Funktionen des Gehirns sind die Folge.

Vorsicht Komplikationen!

Erste Hinweise auf eine hepatische Gehirnstörung sind:
- nachlassende Konzentrationsfähigkeit
- Einschränkung des logischen Denkens
- reduzierte Aufmerksamkeit
- Abnahme der Reaktionsfähigkeit
- Verschlechterung des Kurzzeitgedächtnisses und der psychomotorischen Fähigkeiten (Feinmotorik)

Vor allem bei einer Schädigung oder Erkrankung der Leber ist es also sehr wichtig, dass der toxische Ammoniak weiterhin entgiftet werden kann. Eine Ergänzung der dazu wichtigen Aminosäuren scheint ein erfolgversprechender Therapieansatz zu sein, denn bei fortgeschrittener Leberzirrhose kommt es zu einem Ungleichgewicht der Aminosäuren. Die aromatischen Aminosäuren (AAS) sind erhöht, die verzweigtkettigen Aminosäuren (VKAS) fallen ab, so dass sich das Verhältnis verschiebt. Da VKAS auch in der Muskulatur abgebaut werden können, vermindern sich diese Aminosäuren. An der Blut-Hirn-Schranke stauen sich die aromatischen Aminosäuren, die daraufhin vermehrt in das Gehirn gelangen und die hepatische Enzephalopathie über die Ausbildung falscher Neurotransmitter begünstigen. Als therapeutische Maßnahme ist daher die Gabe von VKAS notwendig. Pflanzliche Eiweißträger sind dabei besser verträglich als tierische, da in tierischen Lebensmitteln der Anteil an aromatischen Aminosäuren deutlich höher ist (insbesondere Fleisch- und Wurstwaren). VKAS-Präparate sind erstattungsfähig, der Arzt kann und sollte sie verordnen.

Bei einer fortgeschrittenen Leberzirrhose, die nicht mehr behandelt werden kann, besteht die Indikation zur Lebertransplantation – eine künstliche Leber gibt es bisher nicht. Die ersten Transplantationen wurden im Jahre 1963 durchgeführt. Bisher wurden weltweit rund 74.000 Lebern, in Deutschland allein knapp 12.000 transplantiert. Leider gibt es in Deutschland zu wenig Spenderorgane, so dass viele Patienten, die auf der Warteliste zur Lebertransplantation stehen, versterben müssen. Die Erfolgsrate bei Lebertransplantationen ist gut und die Überlebenswahrscheinlichkeit zehn Jahre nach der Transplantation liegt bei rund 80 Prozent.

Letzter Ausweg: Lebertransplantation.

Die biliäre Zirrhose

Durch eine chronische Stauung und Entzündung der Gallengänge innerhalb der Leber werden die Leberzellen gereizt und geschädigt. Zunächst resultiert daraus eine Leberentzündung mit Schwellung, die jahrelang ohne Symptome verlaufen kann. Als Frühsymptom kann Juckreiz entstehen, dann auch Gelbsucht und eventuell Bauchschmerzen, fettiger Stuhlgang oder Durchfall oder Fettablagerungen an den Augen. Später geht das Lebergewebe zugrunde und wird durch narbiges Bindegewebe ersetzt.

> biliär = die Galle betreffend

> Die primäre biliäre Zirrhose ist eine chronische, fortschreitende Lebererkrankung.

Dies bezeichnet man als Zirrhose, und zwar als sekundäre biliäre Zirrhose

Die primäre biliäre Zirrhose entsteht aufgrund von Autoimmunprozessen, die eine Entzündung der Gallenwege auslösen. Frauen über 40 Jahre sind deutlich häufiger von primärer biliärer Zirrhose betroffen als Männer (Verhältnis 9 zu 1). Die primäre biliäre Zirrhose ist auch erblich bedingt, die genaue Ursache ist jedoch bisher unbekannt.

Bei der primären biliären Zirrhose handelt es sich um eine chronische, fortschreitende Lebererkrankung, die zunächst herdförmig im Lebergewebe auftritt. Nachdem sie nur bestimmte Leberregionen betraf, befällt sie im Verlauf die gesamte Leber. Sie beginnt an den kleinen Gallenwegen, die entzündlich zugrunde gehen. Das führt zum Rückstau der Gallenflüssigkeit. Die primäre biliäre Zirrhose wird vom Arzt in vier Stadien unterteilt. Im Stadium vier liegt dann eine Zirrhose der ganzen Leber vor.

Bei einer primär biliären Zirrhose kommt es sehr oft zu einer Fettverwertungsstörung. Hier hat sich der Austausch von normalem Fett durch MCT-Fette bewährt. Außerdem leiden Patienten mit primär biliärer Zirrhose noch häufiger an einem Mangel fettlöslicher Vitamine als Patienten mit einer Leberzirrhose anderer Ursache. Daher muss der Arzt regelmäßig die Vitamine A, D, E und K spritzen.

Hat sich schon eine Zirrhose ausgebildet, gelten die gleichen Regeln wie bei der „normalen" Leberzirrhose. Es muss also beschwerdeabhängig behandelt werden.

Bis zum Jahr 1985 galt die primäre biliäre Zirrhose als eine unbehandelbare Krankheit. Jetzt kann sie sowohl medikamentös mit der Gabe der Gallensäure Ursodeoxycholsäure als auch bei stark fortgeschrittener Zirrhose durch eine Lebertransplantation behandelt werden. Neueste Untersuchungen haben gezeigt, dass eine Kombination dieser Gallensäure mit Cortison oder Azathioprin gut wirkt.

Hämochromatose – wenn die Leber zu viel Eisen speichert

Die Hämochromatose ist eine seltene Erbkrankheit des Eisenstoffwechsels. Sie führt zu krankhaften Einlagerungen von Eisen in die Leber und andere Organe. An einer Hämochromatose leiden in Deutschland schätzungsweise 200.000 bis 400.000 Menschen. Fünf bis zehn Prozent der mitteleuropäischen Bevölkerung sind Überträger der Hämochromatose.

Die Diagnose wird in der Regel zwischen dem 40. und 60. Lebensjahr gestellt, bei Männern zehnmal häufiger als bei Frauen. Die primäre Hämochromatose ist vererbt, die sekundäre Form der Eisenspeicherkrankheit tritt bei Bluterkrankungen auf. Symptome sind eine besondere Form des Diabetes mellitus mit einer dunklen Hautpigmentierung (Bronzediabetes) sowie Leberzirrhose. Hinzu kommen Störungen im Hormonhaushalt, Herzerkrankungen und andere Veränderungen. Bei den Patienten sind Serumeisen sowie Serumferrinspiegel erhöht.

Für eine erfolgreiche Therapie ist eine rechtzeitige Diagnose dringend erforderlich. Die durch den Eisenüberschuss hervorgerufenen Schäden wie Herzschäden, Gelenkschäden, Diabetes oder eine Leberzirrhose können in der Regel trotz intensiver Therapie nicht geheilt werden. Die Therapie besteht in der sehr alten Methode des Aderlasses. Dabei wird dem Patienten anfangs ein- bis zweimal pro Woche 500 ml Blut abgenommen; damit können 200 bis 400 mg Eisen entfernt werden. Zur Kontrolle des Therapieerfolges sollten regelmäßig die Eisenwerte bestimmt werden. Hat sich der Gesamteisenbestand aufgrund der Therapie wieder normalisiert, so sind lebenslang etwa vier bis sechs Aderlässe pro Jahr erforderlich. Medikamente werden bei Hämochromatose nur selten verwendet.

> **!** Die Hämochromatose führt zu krankhaften Einlagerungen von Eisen in die Leber und andere Organe.

Was sind Gallensteine?

Zehn bis 15 Prozent der Bevölkerung leiden unter Gallensteinen (Cholelithiasis) – das sind sieben bis neun Millionen Menschen in Deutschland. Schon seit Jahrzehnten ist die klassische Risikokonstellation der fünf „F" bekannt: Female, Fat, Fertile, Forty, Fair (weiblich, übergewichtig, mehrere Kinder und vor den Wechseljahren, vierzig, hellhäutig). Betroffen sind doppelt so viele Frauen wie Männer.

Unter ballaststoffreicher Ernährung treten weniger Gallensteinleiden auf. Fasten und Radikaldiäten lösen häufig eine Cholelithiasis (und einen Gichtanfall!) aus. Ursache ist der Fettmangel, der eine geringe Ausschüttung von Gallenflüssigkeit hervorruft und so die Auskristallisation bzw. Steinbildung fördert.

Die Veranlagung für Gallensteine ist erblich. Schwangerschaft, Östrogeneinnahme, cholesterinreiche, aber ballaststoffarme Kost sowie ein Diabetes erhöhen das Gallensteinrisiko. Auch durch eine fettreiche Ernährung steigt das Risiko der Bildung von Gallensteinen. Im Alter nimmt das Steinleiden wegen einer vermehrten Cholesterinproduktion in der Leber und einer verminderten Gallensäurebildung zu. Menschen, die Fibrate als Medikament zur Senkung erhöhter Triglyzeride einnehmen, haben ein erhöhtes Gallensteinrisiko. Übergewicht verdoppelt bei Mann und Frau das Risiko eines Steinleidens. Eine Änderung der Zusammensetzung der Gallenflüssigkeit spielt ebenso eine Rolle wie chronische Infektionen der Gallenblase. Infektion und Steine bedingen sich gegenseitig.

Normalerweise werden die Fette und Fettbestandteile in der Gallenflüssigkeit gelöst. Beim Gallensteinleiden ist die Zusammensetzung der Gallenflüssigkeit aber verändert, so dass einzelne Stoffe, besonders das Cholesterin, nicht mehr richtig gebunden werden; es fällt dann in Kristallen aus, die sich aneinander anlagern und nach und nach in der Gallenblase Steine formen. In 75 Prozent der Fälle handelt es sich um Cholesterinsteine, in

> **!** Zehn bis 15 Prozent der Bevölkerung leiden unter Gallensteinen.

> **!** Gallensteine können Sie mit einer vernünftigen Ernährung in den Griff bekommen.

25 Prozent um Bilirubinsteine aus dem abgebauten Farbstoff der roten Blutkörperchen. Die Steine können sich aber auch gemischt zusammensetzen und verkalkt sein.

70 bis 80 Prozent der Steinträger sind beschwerdefrei (= stumme Gallensteine). Nur 20 bis 30 Prozent haben tatsächlich Symptome (= symptomatische Gallensteine). Diese können sich als unspezifische Oberbauchbeschwerden mit Völlegefühl, Blähungen oder Druck unter dem rechten Rippenbogen (nach dem Essen) äußern. Auch eine Unverträglichkeit von Kaffee oder anderen Röststoffen, von fetten, gebratenen oder blähenden Speisen oder von kalten Getränken ist häufig. Die beschriebenen Beschwerden kommen bei verschiedenen Erkrankungen vor und müssen daher genau abgeklärt werden.

> **!** Es gibt stumme und symptomatische Gallensteine.

Typisch sind die gefürchteten Gallenkoliken, die meist dann auftreten, wenn ein Stein aus der Gallenblase in die ableitenden Gallenwege wandert und sich dort verfängt. Besonders kritische Stellen sind hier der Gallenblasenausgang und die Mündungsstelle im Zwölffingerdarm. Bei einer Kolik handelt es sich um krampfartige Schmerzen, die zwischen einer Viertelstunde und fünf Stunden anhalten – fast nie länger, manchmal auch mit Unterbrechungen. Man verspürt sie im rechten und mittleren Oberbauch, sie können aber auch in den Rücken oder die rechte Schulter ausstrahlen. Brechreiz, Übelkeit, Aufstoßen und eine kurze Gelbfärbung stellen sich manchmal begleitend ein.

Als Komplikation kann sich eine akute Gallenblasenentzündung (Cholzystitis) entwickeln, mit Fieber, starken Schmerzen im rechten Oberbauch und eventuell Schüttelfrost. Wird hier nicht behandelt, so drohen weitere Gefahren bis hin zum Durchbruch der Entzündung in die freie Bauchhöhle. Gefürchtet ist auch der Fall, dass der im Gallengangsystem wandernde Stein die Gangwand verletzt und unter Umständen eine lebensbedrohliche Situation auslöst. Es tritt dann nämlich Gallenflüssigkeit in die freie Bauchhöhle aus und führt zu einer Reizung des Bauchfells.

> **!** Eine akute Gallenblasenentzündung muss sofort behandelt werden.

Folge sind stärkste Schmerzen, Fieber und im weiteren Verlauf eine Darmlähmung und eine Sepsis. Klemmt der Stein im Gallengang ein und unterbricht den Abfluss der Gallenflüssigkeit, staut diese sich zurück bis in die Leber. Dort kann sie nicht mehr ausgeschieden werden, der Gallenfarbstoff tritt ins Blut über. Dies führt zu einer Gelbfärbung der Haut (Ikterus).

Die einfachste Diagnosemethode ist die Ultraschall-Untersuchung. Steine in den Gallengängen können oft so nicht dargestellt werden, der Stau der Gallenflüssigkeit ist jedoch gut zu sehen. Bei unklaren Befunden wird eine endoskopische Gallengangdarstellung – kurz ERCP – durchgeführt. Dabei werden kleinere Steine auch entfernt.

> **!** Befinden sich die Gallensteine in der Gallenblase, wird meist operiert.

Befinden sich die Gallensteine in der Gallenblase, so ist die Gallenblasenoperation die Therapie der Wahl. Zunehmend wird hier die Schlüssellochchirurgie eingesetzt, weil sie für den Patienten schonend und ohne großen Bauchschnitt durchgeführt werden kann, weniger Komplikationen in sich birgt und eine schnelle Mobilisation des Patienten mit kurzem Krankenhausaufenthalt ermöglicht.

Die medikamentöse Auflösung durch Gallensäuren und die Stoßwellentherapie kommen nur für einen ganz kleinen Teil der Gallensteinpatienten in Betracht. Voraussetzung ist nämlich, dass es sich um kleine, schwebende und nicht verkalkte Cholesterinsteine handelt. Es dürfen keine Komplikationen bestehen. Die Gallenblase muss sich noch zusammenziehen können. Eine Stauung der Gallenwege, eine chronische Entzündung der Gallenblase und vieles mehr machen diese Therapie ebenfalls unmöglich. Entscheidet man sich für diesen konservativen Therapieweg, so werden beide Verfahren häufig kombiniert. Insgesamt betrachtet ist die Behandlungsdauer aber viel länger, sie beträgt mindestens eineinhalb Jahre, und die Komplikationsrate nicht zu unterschätzen. Das Risiko, dass sich innerhalb von fünf Jahren erneut Steine bilden, wird je nach Studie und Therapieform mit

30 bis 50 Prozent angegeben. All dies lässt die konservativen Therapiemaßnahmen in der Behandlung des Gallensteinleidens zweitrangig werden.

Zur Vorbeugung von Gallensteinleiden ist eine kohlenhydratreiche, fettarme Ernährung angezeigt, die reichlich Ballaststoffe, aber wenig Cholesterin enthält. Eine Ernährungstherapie kommt vor allem zur Vermeidung von Rückfällen in Frage. Denn 30 bis 50 Prozent der Patienten entwickeln fünf Jahre nach der Entfernung der Steine erneut Gallensteine.

Wird bei der Therapie auch die Gallenblase entfernt, fehlt das Reservoir für die Gallenflüssigkeit, so dass größere Fettmengen schlechter verwertet werden können. Es kann zu einer Steatorrhoe (Fettstuhl) und eventuell zu Schmerzen kommen. Menschen ohne Gallenblase leiden häufig unter unspezifischen Nahrungsmittelunverträglichkeiten. Die Unverträglichkeit von Speisen muss individuell ausgetestet werden.

> **!** Befinden sich Steine im großen Gallengang, so können diese im Rahmen der ERCP endoskopisch entfernt werden.

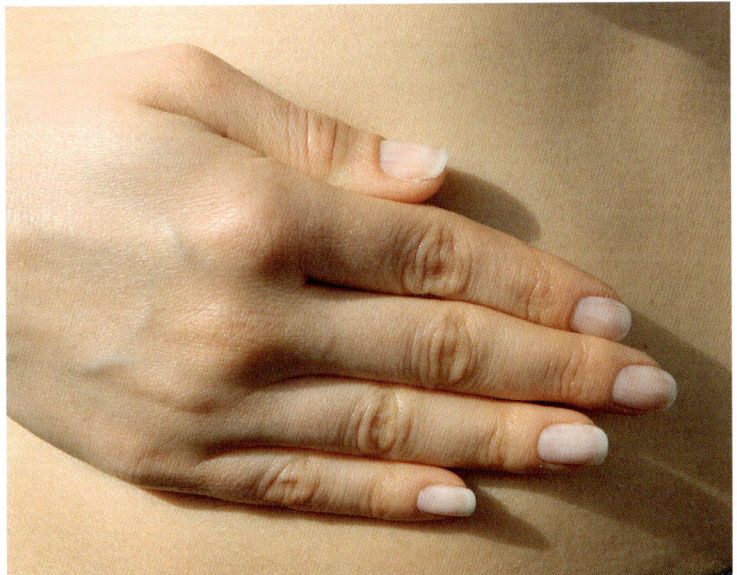

Menschen ohne Gallenblase leiden häufig unter unspezifischen Nahrungsmittelunverträglichkeiten.

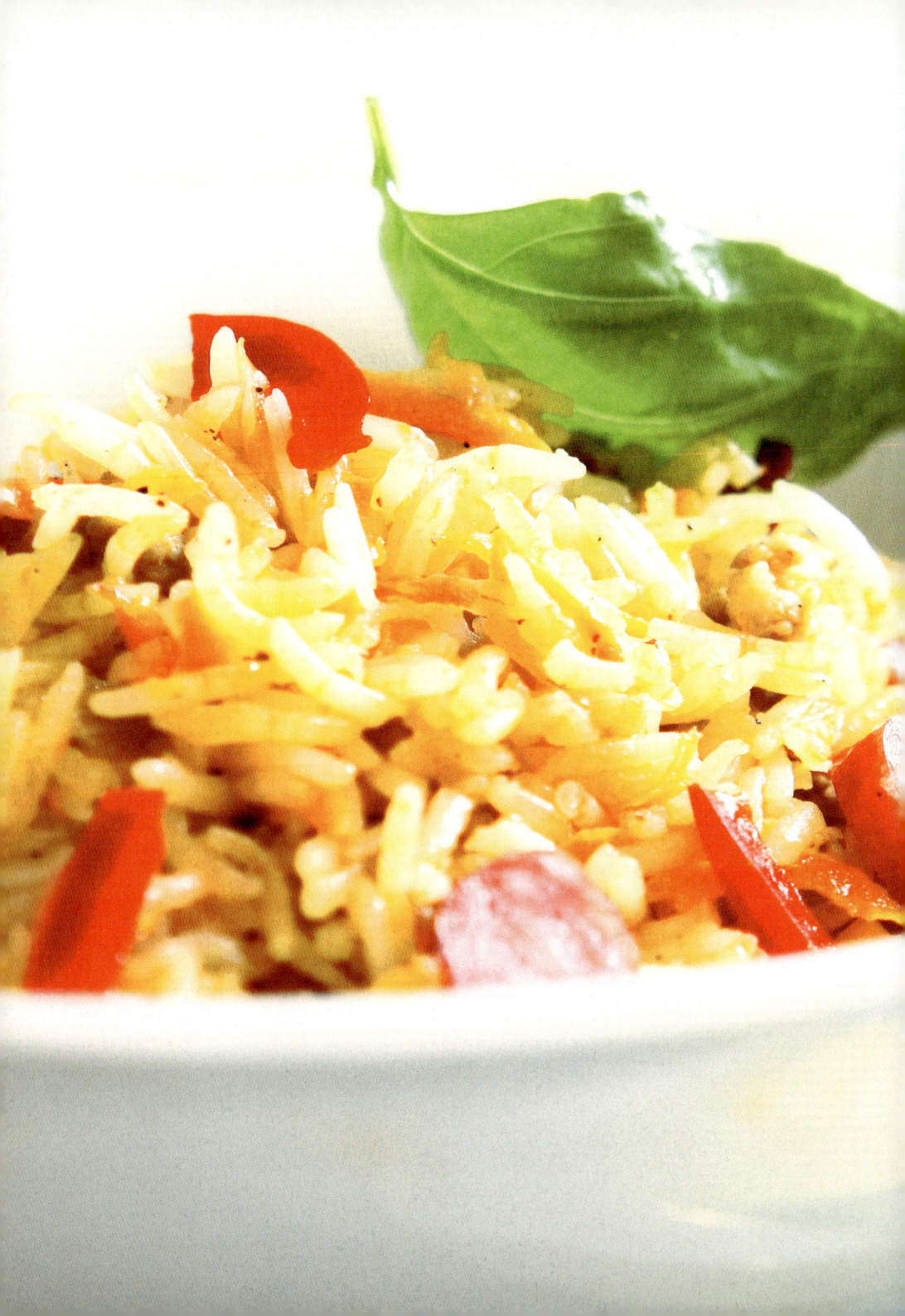

DIE ERNÄHRUNG UMSTELLEN – ABER WIE?

Durch eine vernünftige Ernährung und Lebensweise können Sie Ihre Leber wesentlich unterstützen. Dazu gehören: Kein bzw. nur selten Alkohol, nicht rauchen, sich ausgewogen, vitalstoffreich und vollwertig ernähren, gegebenenfalls Übergewicht reduzieren und den Organismus, so weit es möglich ist, vor Giftstoffen schützen.

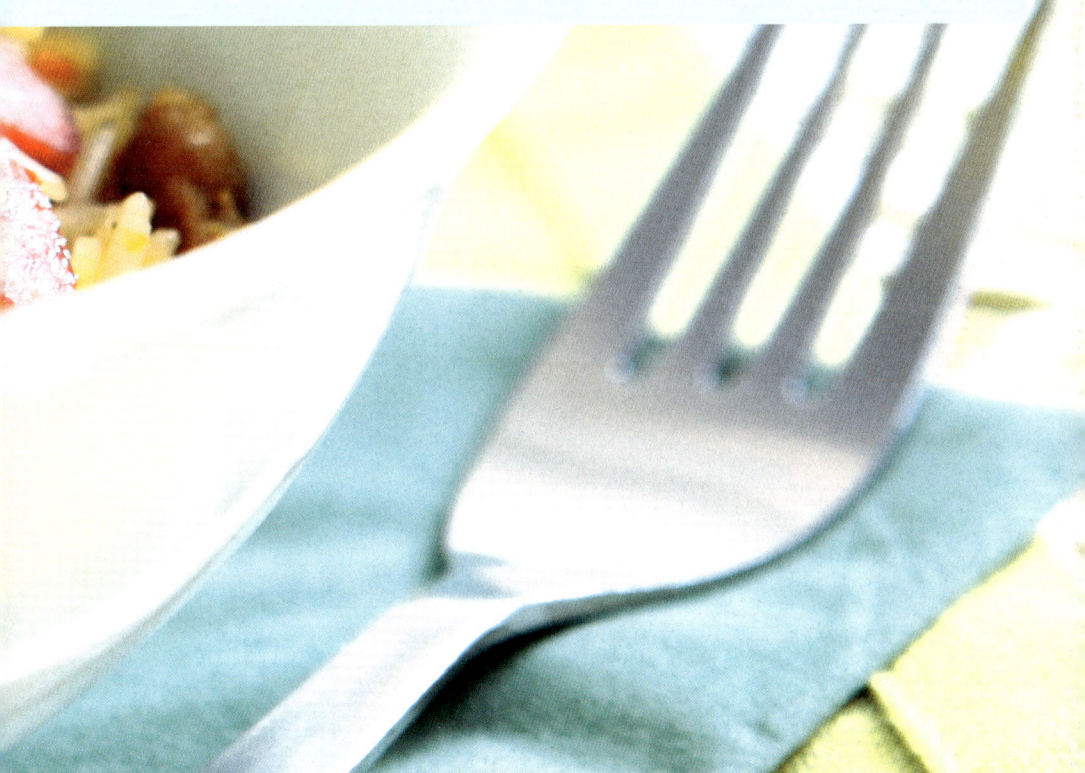

Lebensnotwendige Nähr- und Wirkstoffe

Lebensmittel bestehen zum einen aus den energiehaltigen Nährstoffen, zu denen Kohlenhydrate, Eiweiße (= Proteine) und Fette zählen. Alkohol zählt nicht dazu! Auch wenn er Energie liefert, ist er doch ein Giftstoff und kein Nährstoff. Ein Gramm Alkohol beinhaltet sieben Kilokalorien. Damit ist Alkohol nicht nur ein süchtig machender Giftstoff, sondern auch noch eine Kalorienbombe. Alkohol ist zudem ein ausgesprochenes Leber- und Bauchspeicheldrüsengift.

Zum anderen enthalten die Lebensmittel lebensnotwendige energiefreie Wirkstoffe. Dazu gehören fett- und wasserlösliche Vitamine, Mineralstoffe sowie Wasser. Weitere wichtige Lebensmittelbestandteile sind die Ballaststoffe sowie sekundäre Pflanzenstoffe. Schließlich enthalten Lebensmittel noch Geschmacks- und Aromastoffe.

ENERGIEGEHALT VON NÄHRSTOFFEN SOWIE ALKOHOL	
1 g Kohlenhydrate	4 kcal
1 g Eiweiß	4 kcal
1 g Fett	9 kcal
1 g Alkohol	7 kcal

Kohlenhydrate – das Benzin des Körpers

Die direkte Energieversorgung des Körpers über den Blutzucker stammt aus kohlenhydratreichen Nahrungsmitteln wie Getreideprodukten – Vollkornbrot, -reis und -nudeln ist dabei der Vorzug vor Weißmehlprodukten zu geben. Außerdem aus Gemüse, Salat,

Kartoffeln und Obst. Hier sollten frische Produkte und Rohkost bevorzugt werden. Und schließlich aus Zucker, der im Übermaß aufgenommen das Körpergewicht erhöht und Karies hervorrufen kann – im Zweifelsfall ist hier weniger mehr. Mit Ausnahme von Zucker und zuckerreichen Produkten sind kohlenhydratreiche Nahrungsmittel gesund und relativ kalorienarm.

> **!** Mit Ausnahme von Zucker und zuckerreichen Produkten sind kohlenhydratreiche Nahrungsmittel gesund.

Ballaststoffe halten fit, gesund und machen schlank
Obst, Gemüse, Kartoffeln und Getreideprodukte sind reich an wertvollen Ballaststoffen und somit ein wichtiger Bestandteil der Ernährung. Der Darm ist auf Ballaststoffe angewiesen, um funktionieren zu können. Viele aktuelle wissenschaftliche Untersuchungen zeigen, dass kohlenhydrathaltige Lebensmittel den besten Sättigungswert haben, wenn sie gleichzeitig ballaststoffreich sind.

Viele Lebererkrankungen führen zum Diabetes mellitus. Bei übergewichtigen Menschen, die auch unter Diabetes mellitus Typ 2 leiden, liegt oft eine Fettleber vor, weil die Blutzuckerregulation durch Übergewicht oder Bewegungsmangel nicht mehr

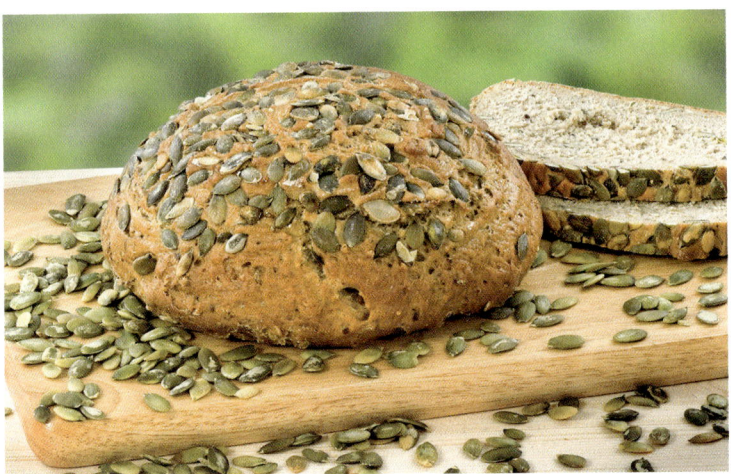

Vollkornprodukte enthalten viele Kohlenhydrate. Bevorzugen Sie frische Produkte.

richtig funktioniert. Liegt ein Diabetes mellitus vor, muss besonders auf die Kohlenhydrate geachtet werden.

Die Deutsche Gesellschaft für Ernährung (DGE) empfiehlt täglich mindestens 30 Gramm Ballaststoffe, vorwiegend aus Vollkorngetreideprodukten stammend, aufzunehmen. Die Häufigkeit von Verdauungsstörungen ist insbesondere darauf zurückzuführen, dass die durchschnittliche Ballaststoffaufnahme bei nur 18 bis 24 Gramm liegt. Beim Verzehr von Ballaststoffen mit Getreideprodukten wie Vollkornbrot, Haferflocken oder Vollkornnudeln werden diese zum Teil unverändert mit dem Stuhl ausgeschieden, der Rest wird jedoch als Nahrung von den Mikroorganismen der Darmflora verwertet. Das regt die Darmfunktion an und das Stuhlvolumen erhöht sich spürbar.

30 Gramm Ballaststoffe sind beispielsweise in zwei Scheiben Vollkornbrot, zwei mittelgroßen Äpfeln, drei hühnereigroßen Kartoffeln, einer Portion Sauerkraut und einer kleinen Schüssel Rettichsalat enthalten. Der Energiegehalt dieser Mahlzeit liegt bei nur 525 Kilokalorien.

Ballaststoffreiche Lebensmittel sind „Satt- und Schlankmacher", die wenig Energie, aber reichlich lebensnotwendige Vitamine, Mineralstoffe und Spurenelemente sowie sekundäre Pflanzeninhaltsstoffe enthalten. Ballaststoffe senken den Cholesterinspiegel, glätten den Blutzucker nach dem Essen, beugen Darmkrebs vor und binden Giftstoffe im Darm.

Ballaststoffe sind für den menschlichen Magen-Darm-Trakt unverdaulich. Sie erfordern mehr zur Sättigung führende Kautätigkeit und sorgen für eine stärkere, Sättigung signalisierende Füllung des Magen-Darm-Traktes. Ballaststoffe binden Cholesterin und beugen so Gallensteinen vor. Für Leberzirrhotiker ist wichtig, dass Ballaststoffe Giftstoffe im Darm binden und so die Gefahr einer hepatischen Enzephalopathie zurückgeht. Bei Fettleber ist der sättigende Wert von Ballaststoffen wichtig. Ballaststoffe sind bei allen Leber- und Gallenerkrankungen wichtig und anzuraten.

> **!**
> Ballaststoffreiche Lebensmittel sättigen besonders gut.

Lebensnotwendige Nähr- und Wirkstoffe 41

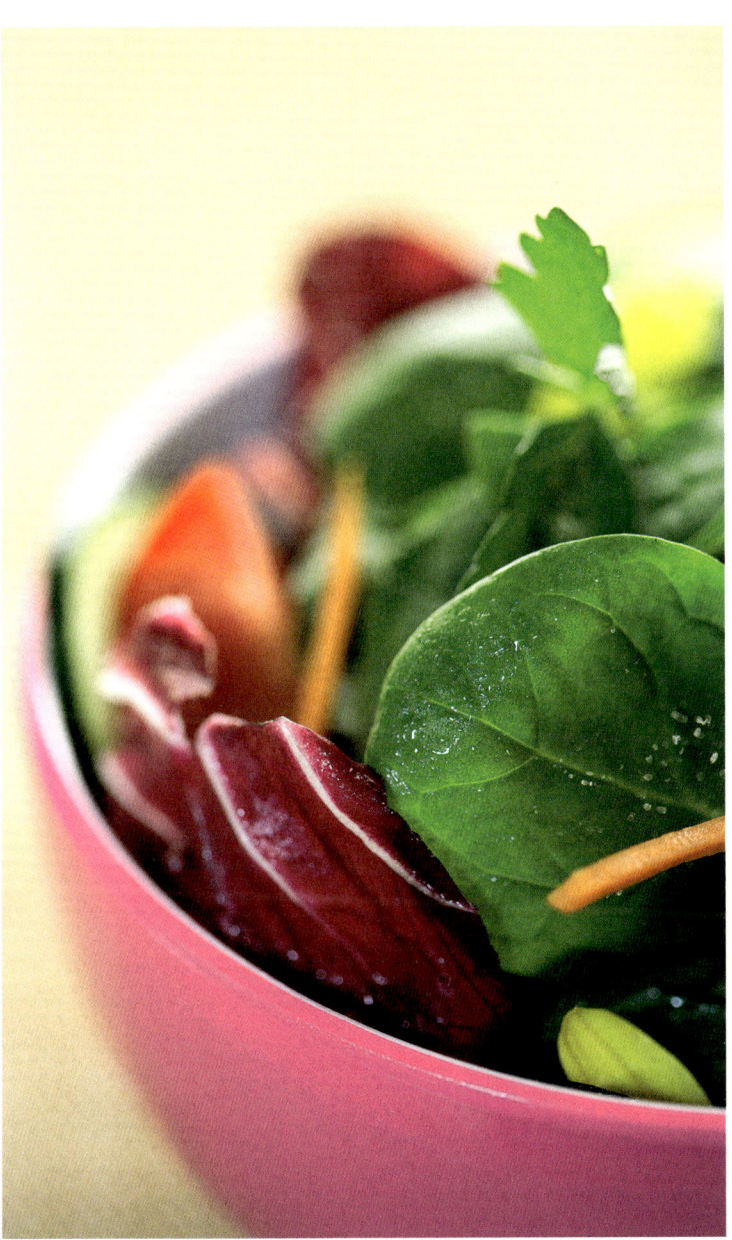

Ballaststoffreiche Lebensmittel sind „Satt- und Schlankmacher".

> **!**
>
> Leber- oder Gallenerkrankungen profitieren *nicht* von einer erhöhten Eiweißzufuhr. Insbesondere Quarkdiäten sind abzulehnen, da sie beispielsweise bei Leberzirrhose schädlich sind.

Eiweiße – Baustoffe des Körpers

Eiweiß wird wissenschaftlich als Protein bezeichnet und ist für unseren Organismus lebensnotwendig. Es dient dem Körper als Baustoff für die Muskulatur, aber auch zur Bildung zahlreicher Hormone (beispielsweise Insulin) und Enzyme, wie diejenigen, die für die Verdauung notwendig sind. Gesunde und Menschen, die unter Leber- und Gallenerkrankungen leiden, sollten ihren Eiweißbedarf über pflanzliche Nahrungsmittel, fettarme Milch, Milchprodukte, Seefisch und mageres Fleisch sowie Wurstwaren decken. Diese Lebensmittel sind Bestandteil einer gesunden Ernährung. Problematisch ist Eiweiß nur für Menschen, die unter Leberzirrhose und einer hepatischen Enzephalopathie leiden. Diese Menschen müssen einerseits die Eiweißzufuhr drosseln und andererseits verzweigtkettige Aminosäuren einnehmen. Daher dürfen sie in der Regel nur 0,6 bis 0,8 Gramm, aber nicht weniger als 0,5 Gramm Eiweiß pro Körperkilogramm aufnehmen. Gallensteinleiden haben keinen direkten Zusammenhang zum Protein.

Fette – wenig ist notwendig und zu viel macht dick

Fett ist der energiereichste Nährstoff und macht schnell dick. Fett ist zudem nicht gleich Fett. Verwenden Sie ausschließlich hochwertige Vitamin-E-reiche Pflanzenöle und Diät- oder Reformmargarine. Oliven- und Rapsöl haben einen sehr hohen Gehalt an einfach und mehrfach ungesättigten Fettsäuren, die die Gefäße schützen. Menschen mit Fettleber oder Gallensteinen profitieren, wie Übergewichtige insgesamt, von einer sparsamen Verwendung der genannten Fette. Auf fettreiche tierische Produkte wie Bauchfleisch, Bratwürstchen, Teewurst oder Leberwurst sowie fette Süßigkeiten (Schokolade, Torte oder Marzipan) sollten sie verzichten.

> **!**
>
> Das ideale Aufstrichfett bei erhöhten Blutfetten ist eine Halbfettmargarine mit Phytosterinen. Diese Margarine senkt aktiv den Cholesterinspiegel.

Die gesättigten Fettsäuren, die vornehmlich in tierischen Lebensmitteln und Kokosöl vorkommen, sind gesundheitsschädlich. Die lebensnotwendigen mehrfach ungesättigten Fettsäuren

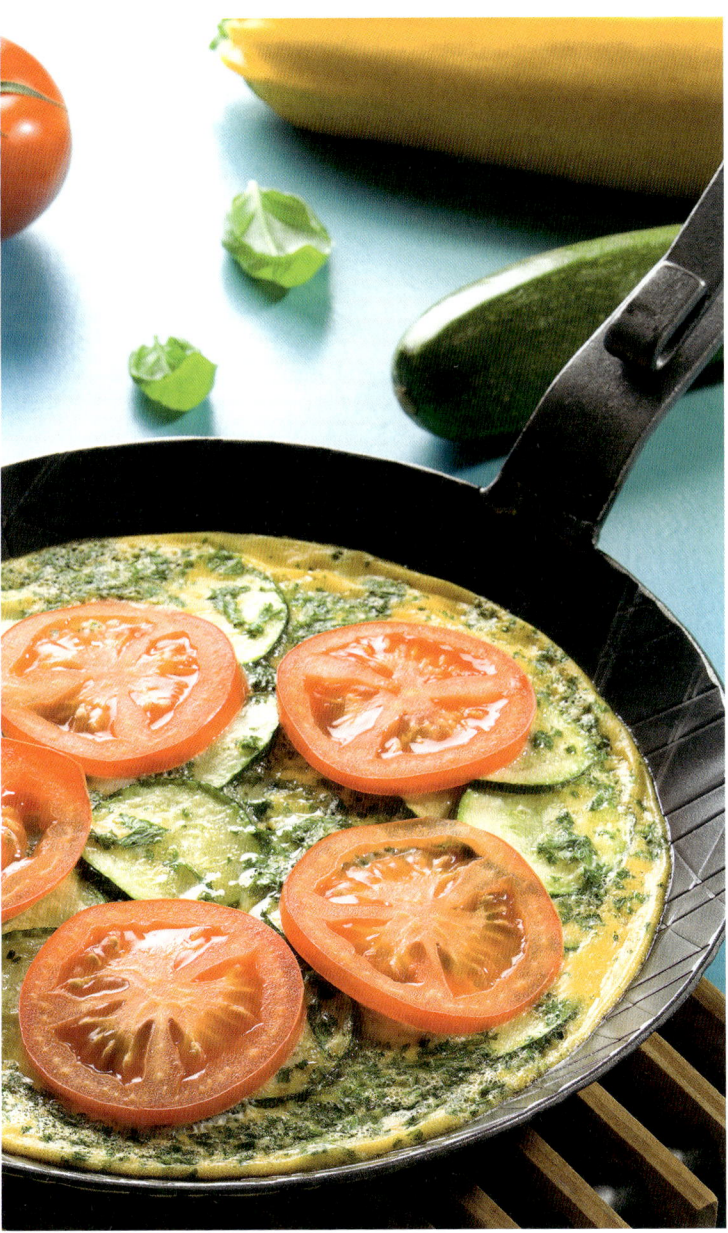

Menschen, die unter Leber- und Gallenerkrankungen leiden, sollten ihren Eiweißbedarf über pflanzliche Nahrungsmittel, fettarme Milchprodukte, Seefisch und mageres Fleisch decken.

> **!** Gesättigte Fettsäuren, u. a. aus Fleisch, sind auf Dauer ungesund.

kommen in großem Umfang in pflanzlichen Produkten vor. Pflanzliche Fette sind aus gesundheitlicher Sicht auf jeden Fall den tierischen Fetten vorzuziehen. Margarine ist also gesünder als Butter, auch wenn sie genauso viele Kalorien enthält. Die Fettsäurezusammensetzung bestimmt den Gesundheitswert. Besonders gesund ist es, wenn wir wenig hochwertige Margarine, beispielsweise Diätmargarine, als Streichfett verwenden, Salate mit wenig Raps- oder Olivenöl zubereiten und für die Zubereitung von Speisen wenig hocherhitzbares Soja- oder Maiskeimöl verwenden.

Menschen, die unter einer Leberzirrhose leiden, müssen im Gegensatz zu Menschen, die eine Fettleber haben oder unter Gallensteinen leiden, fettreich essen, um ihren Energiebedarf zu decken und nicht zuzunehmen. Kommt es bei Leber- und Gallenwegserkrankungen zu Fettverwertungsstörungen, die sich beispielsweise in Durchfall äußern, sollte normales Fett durch MCT-Fette ersetzt werden. Bei Leberzirrhose kann es zu Fettverwertungsstörungen kommen.

Vitamine und Mineralstoffe

Man unterscheidet wasserlösliche und fettlösliche Vitamine. Neben den Mineralstoffen, die Fachleute in Mengen- und Spurenelemente einteilen, sind diese energiefreien Nahrungsinhaltsstoffe lebensnotwendig. Der Mensch kann Vitamine und Mineralstoffe nicht selbst herstellen und ist daher auf die tägliche Aufnahme angewiesen. Im Rahmen einer ballaststoffreichen, gesunden Ernährungsweise liegt die Zufuhr der meisten Vitamine und Mineralstoffe im „grünen Bereich".

> **!** Der Mensch kann Vitamine und Mineralstoffe nicht selbst herstellen.

Menschen, die unter Leber- und Gallenerkrankungen leiden, haben oftmals einen Mangel an Zink, Eisen, Kalzium und fettlöslichen Vitaminen. Bei den Vitaminen findet sich häufig eine mangelhafte Zufuhr an B-Vitaminen (insbesondere Folsäure). Die regelmäßige Einnahme von einem Multivitamin-Mineralstoff-Präparat ist deshalb empfehlenswert.

Lebensnotwendige Nähr- und Wirkstoffe 45

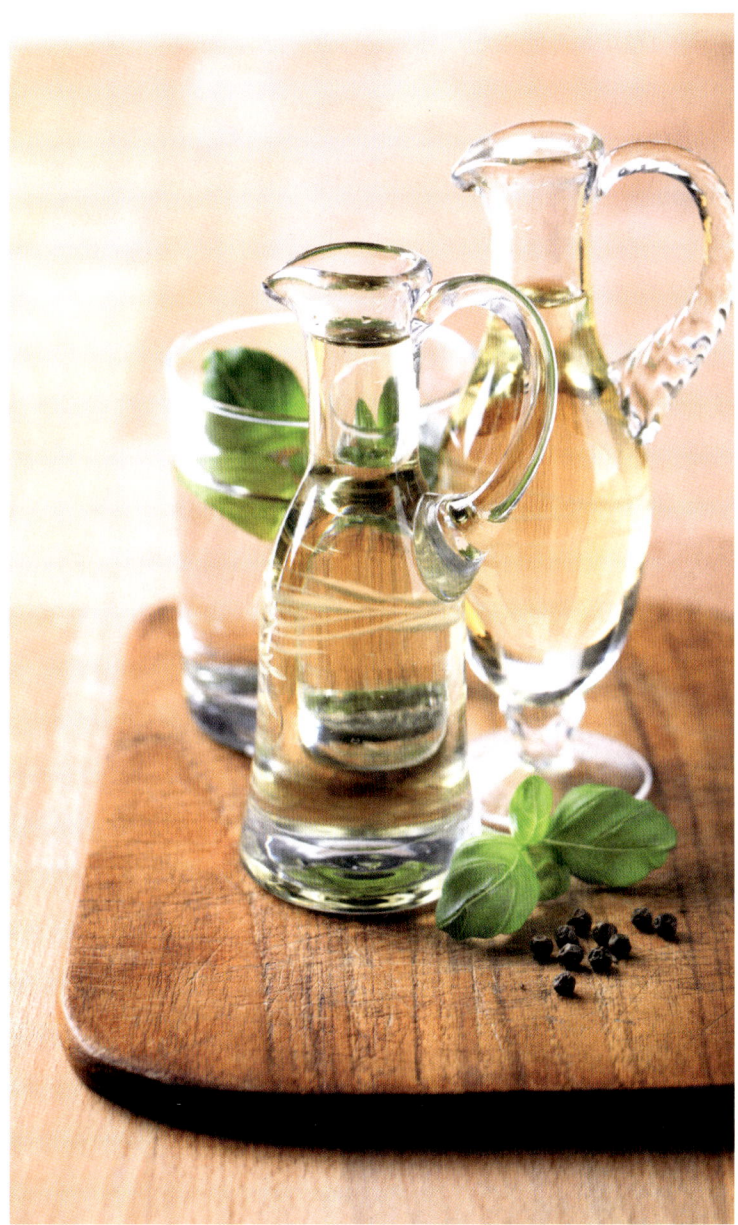

Fett ist nicht gleich Fett. Verwenden Sie für Salate hochwertige Vitamin-E-reiche Pflanzenöle.

Das richtige Gewicht

> **!** Übergewicht ist ein Risikofaktor z. B. für Gallensteinleiden und Fettleber.

Viele Erkrankungen in unserer Gesellschaft gehen auf Überernährung, Übergewicht und Bewegungsmangel zurück. Allein mit der Einhaltung des Normalgewichts kann man schon einer Vielzahl von Krankheiten vorbeugen. Übergewicht ist ein Risikofaktor z. B. für Gallensteinleiden und Fettleber. Letztere bildet sich unter einer Reduktionskost zumeist auch problemlos zurück. Gallensteinleiden und regelrechtes Fasten passen jedoch nicht zusammen, denn Fasten führt oftmals zu einer Gallenkolik.

Beim Vorliegen einer Fettleber sollte ebenfalls das Normalgewicht angestrebt werden, denn sie kann bei Unterernährung und Überernährung auftreten. Bei Leberzirrhose und Hepatitis ist eine Gewichtsabnahme nicht erwünscht. In diesem Fall sollten Betroffene ihr Gewicht halten.

Das Körpergewicht wird heute anhand des Körpermassenindex (= Body-Mass-Index, BMI) bewertet. Dieser berechnet sich aus dem Körpergewicht im Verhältnis zur Körpergröße zum Quadrat. Beispiel: Bei einer Größe von 1,74 Metern und einem Gewicht von 78 Kilogramm beträgt der BMI 25,76. Berechnung: 78 geteilt durch 3,0276 [1,74 mal 1,74 = 3,0276] ergibt 25,76 – also ein fast normales Gewicht.

Ermitteln Sie Ihr Idealgewicht

ALTERSGRUPPE JAHRE	IDEAL	BMI [kg/m^2] UNTERGEWICHT	ÜBERGEWICHT	STARKES ÜBERGEWICHT
19–24	19–24	unter 19	über 24	über 30
25–34	20–25	unter 20	über 25	über 30
35–44	21–26	unter 21	über 26	über 30
45–54	22–27	unter 22	über 27	über 30
55–65	23–28	unter 23	über 28	über 30
über 65	24–29	unter 24	über 29	über 30

Leben ist mit einem unablässigen Verbrauch von Energie verbunden. Daher sind wir, um überhaupt leben zu können, auf die regelmäßige Aufnahme von energiehaltiger Nahrung angewiesen. Unsere Nahrungsmittel liefern uns aber nicht nur die lebensnotwendige Energie, die wir in Kalorien messen können, sondern auch Nährstoffe und Wirkstoffe, die wir für den Aufbau und den Erhalt unseres Organismus sowie seiner Funktionen benötigen. Die Menge und die Qualität der aufgenommenen Nahrungsmittel sind entscheidend für unser Wohlbefinden, unsere Aktivität und natürlich unsere Gesundheit.

> **!** Menge und Qualität der aufgenommenen Nahrungsmittel sind entscheidend für unser Wohlbefinden.

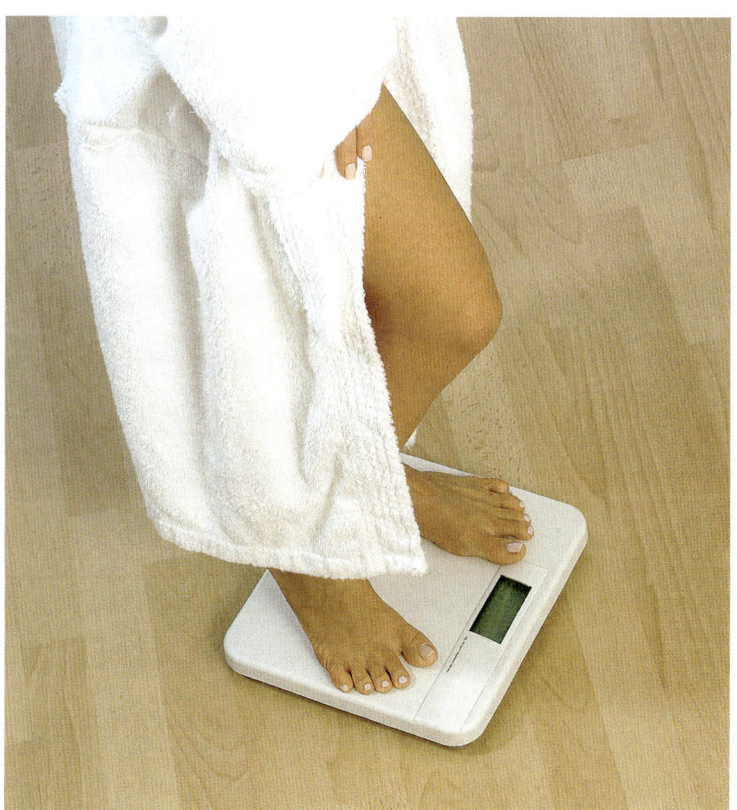

Allein mit der Einhaltung des Normalgewichts kann man einer Vielzahl von Krankheiten vorbeugen.

> **!**
>
> Ein vernünftiges Gewicht hilft dabei, Gallensteinen oder einer erneuten Steinbildung vorzubeugen.

Der Energieverbrauch und die Energiezufuhr bestimmen unser Körpergewicht. Liegt der Verbrauch niedriger als die Zufuhr, steigt das Körpergewicht an und Sie nehmen zu. Ist das Verhältnis genau umgekehrt, nehmen Sie an Körpergewicht und Körperfett ab. Übergewicht ist danach ein Bilanzproblem. Im Alter nimmt übrigens bei jedem Menschen der Energiebedarf ab. Das liegt daran, dass im Alter die Muskelmasse abnimmt. Die Muskulatur benötigt viel Energie.

Bei einer Leberzirrhose und einer Hepatitis ist der Energiebedarf in der Regel erhöht (2500 bis 3500 Kilokalorien). Patienten mit einer Fettleber und Gallensteinen profitieren von einer gemäßigt reduzierten Kost (1200 bis 1800 Kilokalorien).

Menschen, die Gallensteinen oder einer erneuten Steinbildung vorbeugen möchten, profitieren genauso wie Fettleberpatienten von einer Gewichtsabnahme. Ein Gewichtsverlust von 500 Gramm wöchentlich ist dabei ernährungsmedizinisch empfehlenswert. Die Energiezufuhr bei einer reduzierten Kost liegt idealerweise zwischen täglich 1200 und 1800 Kilokalorien. Wichtig ist es, auf die richtige Balance von Kohlenhydraten, Eiweißen und Fetten zu achten. Wer unter einer Kalorienzufuhr von 1000 Kilokalorien und weniger innerhalb von vier bis sechs Wochen nichts abnimmt, leidet wahrscheinlich unter einer hormonellen Störung. Oftmals liegt hier eine Schilddrüsenunterfunktion vor. Eine große Hilfe bei der Gewichtsabnahme sind Ballaststoffe, insbesondere Zellulose.

Ernährungstherapie bei Leber- und Gallenwegserkrankungen

Ernährung und Krankheit stehen in engem Zusammenhang. Über 200 Erkrankungen stehen im Zusammenhang mit der Ernährungsweise! Das ist wenig verwunderlich, wenn man bedenkt, dass die Ernährungsweise in Deutschland im Allgemeinen nicht gesund ist: Sie ist zu fettreich, zu viele gesättigte Fettsäuren werden zugeführt, während mehrfach ungesättigte Fettsäuren zu wenig in der Nahrung enthalten sind. Die Zufuhr von Omega-3-Fettsäuen, die insbesondere in fetten Fischen wie Lachs, Makrele und Hering vorkommen, ist in Deutschland erschreckend gering. Die Eiweißaufnahme in Deutschland liegt oberhalb der Empfehlungen. Gleiches trifft für Cholesterin und Purinkörper zu. Viele Menschen in Deutschland trinken zu viel Alkohol, aber zu wenig Wasser. Die Ballaststoffzufuhr ist mit 20 bis 25 Gramm zu gering. Trotz des Wohlstandes nehmen praktisch alle Menschen zu wenig Vitamine, Mineralstoffe und sekundäre Pflanzenstoffe auf. Leider essen nur zwei Prozent der Bevölkerung ausreichend Gemüse und Obst.

Demgegenüber nehmen viele Menschen zu viel Zucker und Salz auf. Die Kohlenhydratzufuhr ist trotz des relativen Zuckerreichtums oft zu gering. Insgesamt wird zu viel Fast Food gegessen und Alkoholika sowie zuckergesüßte Softdrinks getrunken.

Auch bei Erkrankungen im Leber- und Gallenbereich sowie der Bauchspeicheldrüse ist die richtige Ernährungsweise wichtig. Insgesamt betrachtet gibt es keine für alle Lebererkrankungen gültige Ernährungsempfehlung. Die Diätetik muss erkrankungsorientiert vom Arzt verordnet und vom Diätassistenten berechnet werden. Die diätetische Beratung durch erfahrene Diätassistenten ist insbesondere bei Leberzirrhose erforderlich und sehr hilfreich. In der nachfolgenden Tabelle finden Sie die Ernährungsempfehlungen für die einzelnen Krankheiten im Überblick.

> **!** Über 200 Erkrankungen stehen im Zusammenhang mit der Ernährungsweise.

	AKUTE UND CHRONISCHE HEPATITIS	KOMPENSIERTE UND DEKOMPENSIERTE LEBERZIRRHOSE	GALLENSTEINE	FETTLEBER	HINWEISE
ENERGIE	Hochkalorisch	Hochkalorisch	Bedarfsgerecht, bei Übergewicht Reduktionskost	Bei Fettleber verbunden mit Übergewicht Reduktionskost, bei Fettleber aufgrund von Mangelernährung hochkalorisch	Hochkalorisch = 2500 bis 3000 kcal Reduktionskost = 1200 bis 1800 kcal Bedarfsgerecht = 30 kcal/kg Körpergewicht
FETTE	Fettreich	Fettreich, evtl. MCT-Fette	Fettreduziert, evtl. MCT-Fette	Fettreduziert	Bei Fettverwertungsstörungen evtl. MCT-Fette
KOHLENHYDRATE	Kohlenhydratreich	Kohlenhydratreich, bei hepatischer Enzephalopathie Lactulose/Lactitol (Ziel: 3 weiche Stühle)	Bedarfsgerecht, ballaststoffreich	Bedarfsgerecht, Meidung von Zucker	Wasserlösliche Ballaststoffe (z. B. Psyllium) senken den Cholesterinspiegel und fördern die Verdauung.
BALLASTSTOFFE	Ballaststoffreich	Ballaststoffreich	Ballaststoffreich	Ballaststoffreich	Evtl. Ballaststoffkonzentrate

	AKUTE UND CHRONISCHE HEPATITIS	KOMPENSIERTE UND DEKOMPENSIERTE LEBERZIRRHOSE	GALLENSTEINE	FETTLEBER	HINWEISE
EIWEISSE (PROTEINE)	Bedarfsgerecht	Bedarfsgerecht (0,8-1,0 g/kg KG), bei hepatischer Enzephalopathie 0,6-0,8 g/kg KG) und Einnahme von VKAS (0,2-0,4 g/kg Körpergewicht)	Bedarfsgerecht	Bedarfsgerecht, bei Mangelfettleber eiweißreich (mind. 1,0 g/kg Körpergewicht)	Pflanzliche Eiweiße sind bei hepatischer Enzephalopathie besser verträglich als tierische. VKAS gleichen die Aminosäureimbalanz aus.
VITAMINE	Bedarfsgerecht	Bedarfsgerecht, oftmals Mangel an fettlöslichen Vitaminen (A, D, E und K) und B-Vitaminen	Bedarfsgerecht	Bedarfsgerecht	
MINERALSTOFFE	Bedarfsgerecht, Zinkmangel häufig	Bedarfsgerecht, oftmals Mangel an Zink, Eisen, Kalzium und Magnesium	Bedarfsgerecht, Mangel an fettlöslichen Vitaminen möglich	Bedarfsgerecht	Fettlösliche Vitamine müssen gespritzt werden. Zink ist als Zinkhistidin gut aufnehmbar.
ALKOHOL	Verboten	Verboten	Moderat nach ärztlicher Erlaubnis	Bei alkohol- und übergewichtsbedingter Fettleber verboten, sonst moderat nach ärztlicher Erlaubnis	Alkohol ist Gift für die Leber!

Richtig essen bei Fettleber

> **!** Die Behandlung der Fettleber besteht oft in einer Reduktionskost, die Alkohol und Zucker ausschließt.

Die Verfettung der Leberzellen entsteht in der Wohlstandsgesellschaft insbesondere durch Überernährung mit fett- und zuckerreicher Kost sowie Alkoholmissbrauch. Die Behandlung der weitgehend symptomlosen Fettleber besteht oft in einer Reduktionskost, die Alkohol und Zucker ausschließt.

Bei Übergewicht und Fettleber ist eine hypokalorische Kost (ausgewogene Nährstoffrelation: 50 Prozent Kohlenhydrate, 20 Prozent Eiweiß und 30 Prozent Fett) angesagt, die zu Gewichtsreduktion und dadurch zur Mobilisation der in der Leber im Übermaß gespeicherten Triglyzeride und somit zu einer Rückbildung der Fettleber führt. Als günstig für die diätetische Behandlung einer Fettleber hat sich in diesen Fällen eine „relativ" fettreiche Kost herausgestellt. Bis zu 35 Prozent können im Rahmen einer Reduktionskost aus Fetten stammen. Die Reduktionskost sollte bedarfsabhängig zwischen 1200 und 1600 Kilokalorien enthalten. Der Fettgehalt liegt zwischen 55 und 70 Gramm täglich. Das liegt

FETTREICHE LEBENSMITTEL	FETTARME LEBENSMITTEL
Butter, Margarine und Öl	Obst, Gemüse, Hülsenfrüchte
Schmalz, Mayonnaise	Getreideprodukte, Kartoffeln, Reis
Schmand, saure Sahne	Nudeln
Sahne, Käse ab 30 % F. i. Tr.	Käse unter 10 % F. i. Tr.
Sahnequark, Vollmilch	Magerquark, entrahmte Milch
Gans	Pute, Hähnchen
Lachs	Kabeljau
Nüsse	Trockenobst
Sahnetorte	Hefekuchen
Croissants	Milchbrötchen
Schokolade	Gummibärchen
Eisbein, Schweinegehacktes	Rinderfilet, Rindergehacktes
Leberwurst, Mettwurst	Aspik, Schinken, Corned Beef

aber deutlich unter dem normalen Fettgehalt der Kost in Deutschland, die statistisch 130 bis 140 Gramm Fett täglich enthält.

Besonders leicht verwertbare Kohlenhydrate (Mono- und Disaccharide wie Saccharose, Glukose und Fruktose) werden in der Leber bevorzugt in Triglyzeride umgewandelt und begünstigen im Rahmen einer insgesamt hyperkalorischen Kost die Entstehung einer Fettleber. Gleichzeitig hemmt eine solche Kost den Abbau bereits gespeicherter Triglyzeride. Diese leicht verwertbaren Kohlenhydrate sollten also bei einer Fettleberdiät vermieden werden. Da MCT-Fette sofort energetisch verwertet werden, kann erwogen werden, Koch- und Streichfett durch MCT-Fette zu ersetzen. Im Reformhaus sind diese Spezialfette mit Produkten, bei denen das normale Fett durch MCT-Fette ersetzt ist, erhältlich.

Die Fettleber aufgrund eines Proteinmangels, die in Deutschland bei den Essstörungen Anorexie oder Bulimie vorkommen kann, ist beispielsweise über eine bedarfsgerechte, also eiweißreiche Ernährung rasch reversibel.

!
Zucker begünstigt die Entstehung einer Fettleber.

Gemüse ist fettarm und liefert gesunde Vitamine und Kohlenhydrate.

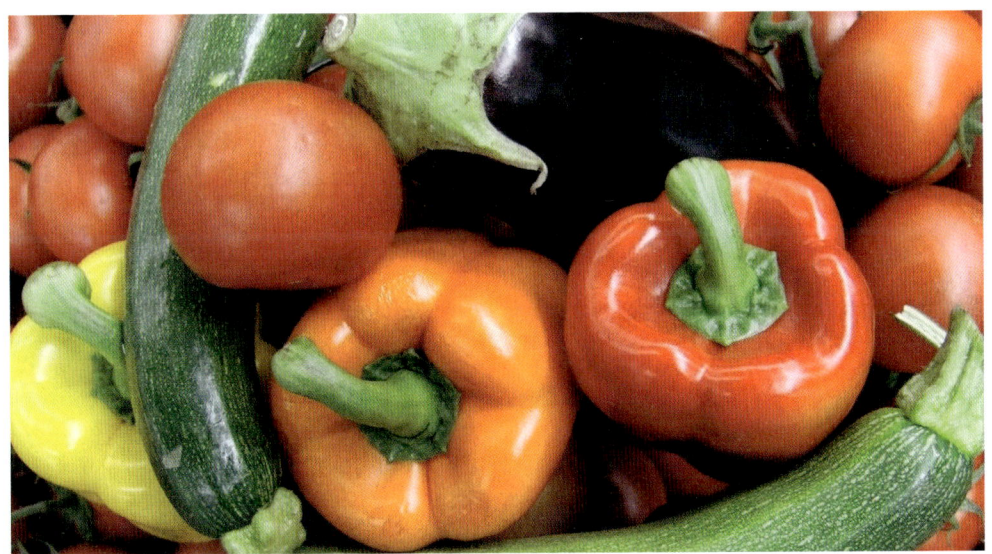

> **!** Patienten sollten nicht rasant an Körpergewicht verlieren.

Richtig essen bei Hepatitis

Die akute und chronische Hepatitis ist einer Ernährungstherapie im eigentlichen Sinne nicht zugängig. Leider ergeht auch heute noch oftmals die Empfehlung einer Hepatitisdiät. Eine solche Kostform ist wissenschaftlich nicht begründbar und Diätpläne, die eine fettarme, eiweißreiche Kost unter Meidung von schwerverdaulichen Speisen wie Hülsenfrüchten empfehlen, sind sinnlos.

Bei der Hepatitis ist es wichtig, dass die betroffenen Patienten nicht rasant an Körpergewicht abnehmen. Um dies zu erreichen, ist es notwendig, dass Hepatitis-Patienten reichlich Energie, in der Regel 2500 bis 3000 Kilokalorien, in fünf bis sechs Mahlzeiten aufnehmen. Es ist nicht notwendig, eine fettreduzierte Kost einzuhalten. Eine „Quarktherapie" ist abzulehnen. Dies trifft insbesondere dann zu, wenn die Hepatitis zu einer Leberzirrhose mit hepatischer Enzephalopathie geführt hat.

Richtig essen bei Leberzirrhose

Bei der Leberzirrhose beginnt die diätetische Therapie erst, wenn die Zirrhose in die dekompensierte Form übergangen ist. Eine Leberzirrhose ist kompensiert, solange keine Komplikationen wie Aszites, Speiseröhrenkrampfadern oder hepatische Enzephalopathie auftreten. In dieser Phase sollte die Kost ausgewogen sein. Eine Eiweißbeschränkung ist nicht erforderlich. Damit die Betroffenen nicht abnehmen, sollte die Kost in der Regel nicht weniger als 2500 Kilokalorien enthalten und nicht fettarm sein.

Die Ernährung bei dekompensierter Leberzirrhose ist abhängig von der jeweiligen Symptomatik. Um die Eiweißversorgung und die Energiebilanz zu verbessern, sollten alle Leberzirrhotiker mit hepatischer Enzephalopathie verzweigtkettige Aminosäuren (VKAS) vom Arzt verordnet bekommen. Diese Aminosäuren verbessern den Ernährungsstatus und verhindern bzw. behandeln die hepatische Enzephalopathie. Da VKAS nicht nur der Vergiftung und Steigerung des Ammoniakspiegels entgegenwirken, werden sie zusätzlich zur Eiweißtoleranz mit mindestens 0,2 Gramm pro Körperkilogramm (70 Kilogramm = 14 Gramm VKAS täglich) verabreicht.

Allgemein gilt: Die Ernährungsberatung bei dekompensierter Leberzirrhose gehört in die Hände erfahrener Ärzte und Diätassistenten!

> Damit Leberzirrhose-Patienten nicht abnehmen, sollte die Kost ausgewogen und nicht fettarm sein.

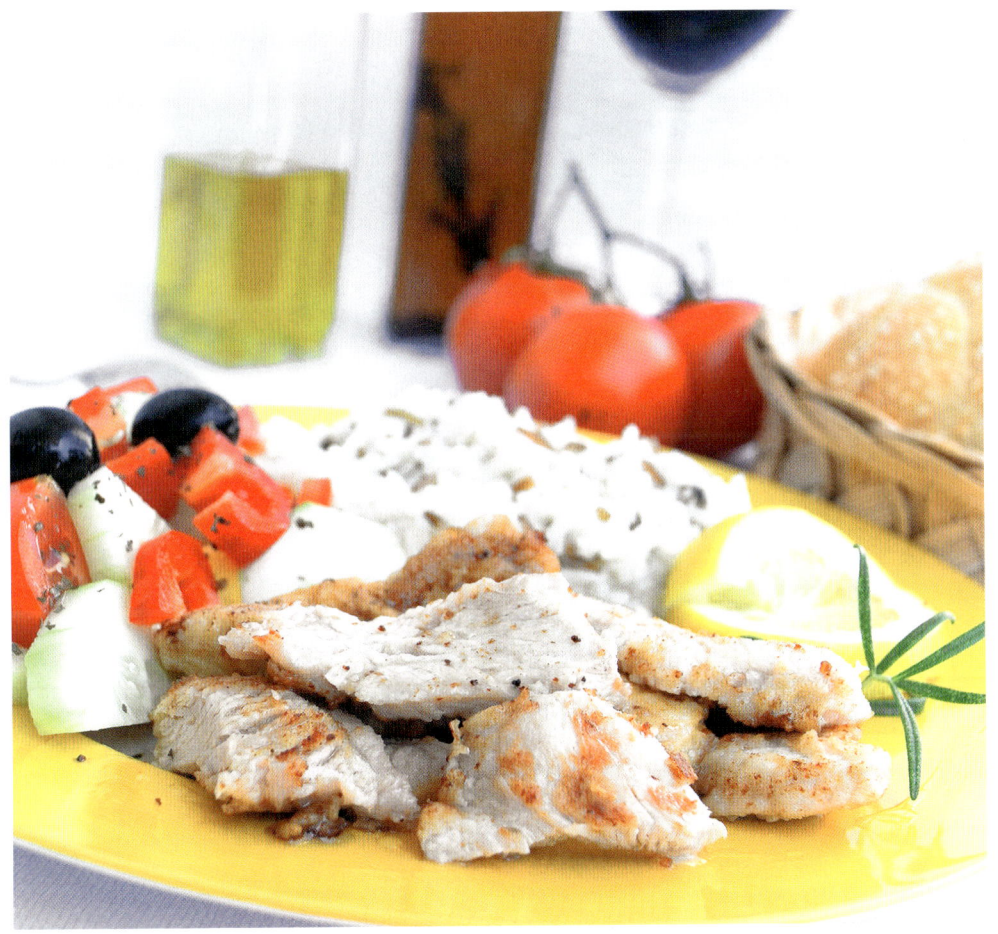

Richtig essen bei hepatischer Enzephalopathie

Bei fortgeschrittener Leberzirrhose kommt es zur Erhöhung des Ammoniakspiegels. Es ist sehr schwierig, eine qualitativ und quantitativ optimale Eiweißzufuhr zu gewährleisten. Einerseits soll ausreichend Eiweiß aufgenommen werden und andererseits eine zunehmende Ammoniak-Vergiftung vermieden werden. In zehn Prozent der Fälle ist die Ernährung ein auslösender Faktor der hepatischen Enzephalopathie. Es ist sinnvoll, die Eiweißzufuhr gleichmäßig über den Tag zu verteilen, um den Stoffwechsel nicht übermäßig zu belasten. Unter eiweißreduzierter Kost kommt es zur Senkung des Ammoniakspiegels, der als Parameter für den Grad der „Vergiftung" anzusehen ist (Normalwerte für die Ammoniakkonzentration im Blut: 1–55 µmol oder 20–95 µg/dl). Bei der hepatischen Enzephalopathie ist also die Einhaltung einer eiweißreduzierten Kost mit 0,6 bis 0,8 Gramm Eiweiß pro Körperkilogramm (70 Kilogramm = 42 bis 56 Gramm Eiweiß täglich) erforderlich. Um keine Körpersubstanz abzubauen, muss die Energiezufuhr über eine fett- und kohlenhydratreiche Kost mindestens 2500 Kilokalorien enthalten.

Es kann bei Leberzirrhose zu Fettverwertungsstörungen mit Fettstuhl – also Durchfall – kommen, die den Ersatz von LCT-Fetten durch MCT-Fette erforderlich machen. Patienten mit Leberzirrhose leiden häufig an Vitamin- und Mineralstoffmangel. Wichtig ist hier insbesondere der Ausgleich des Zinkmangels. Besonders hepatische Enzephalopathien sprechen auf Zinksubstitution an. Zink ist für die Entgiftung wichtig. Empfehlenswert sind Zinkpräparate mit organischen Zinkverbindungen wie Zinkhistidin oder Zinkorotat. Die Gabe von Zink sollte nüchtern und vor dem Schlafengehen geschehen. Zinkpräparate sind bei Leberzirrhose erstattungsfähig. Die individuelle Diätberatung durch versierte Diätassistenten ist für Leberzirrhosepatienten extrem wichtig.

> **!** Der Diabetikeranteil bei Leberzirrhosepatienten ist hoch. Bei Diabetes ist es erforderlich, Glukose und glukosehaltige Produkte weitgehend zu meiden.

Richtig essen bei Ösophagusvarizen

Es ist nicht sinnvoll, wenn Menschen, die unter Krampfadern der Speiseröhre leiden, Knäckebrot, Kartoffelchips oder andere scharfkantige Speisen essen. Nach Blutungen sollte eine flüssige bis passierte Kost gegessen werden. Die Betroffenen profitieren von kleinen, gut gekauten eiweißarmen Mahlzeiten, die mit Flüssigkeit eingenommen werden. Anscheinend wird der Gesamtstoffwechsel durch mehrere kleine Mahlzeiten bei der Leberzirrhose allgemein entlastet.

Richtig essen bei Aszites

Der Gesamteiweißbestand (insbesondere der Albuminspiegel) ist bei fortgeschrittener Leberzirrhose erniedrigt. Eiweiß jedoch bindet Flüssigkeit in den Zellen und Blutgefäßen. Durch eine Verschiebung der Druckverhältnisse kommt es aus dem Blutgefäßsystem zum Flüssigkeitsübertritt in die freie Bauchhöhle, zu Aszites. Die Ernährungstherapie des Aszites besteht in der Erhöhung der Nahrungseiweißzufuhr (ohne dass der Ammoniakspiegel erhöht wird), der Einnahme von verzweigtkettigen Aminosäuren, der Restriktion von Flüssigkeit und Kochsalz (Natrium) und eventuell kaliumreicher Kost. Die Flüssigkeitsbilanz muss negativ sein, es muss also mehr Flüssigkeit ausgeschieden als aufgenommen werden.

Richtig essen bei Hämochromatose

Die Eisenspeicherkrankheit Hämochromatose gehört nicht zu den ernährungsbedingten Krankheiten. Trotzdem profitieren Patienten von einer ausgewogenen Ernährungsweise, die nicht zu viel Eisen enthalten sollte. Eine eisenreduzierte Kost kann dabei die Aderlasstherapie nicht ersetzen.

Völlig vermeiden sollten Eisenspeicherkranke die Einnahme von Multivitamin-Mineralstoff-Präparaten, da diese in der Regel auch Eisen enthalten. Zudem fördert das in der Regel enthaltene

> Die Eisenspeicherkrankheit Hämochromatose gehört nicht zu den ernährungsbedingten Krankheiten.

Vitamin C die Eisenaufnahme aus der Nahrung. Achten Sie auch darauf, dass Sie keine Lebensmittel verzehren, die mit Eisen angereichert sind. Eine Anreicherung ist auf der Verpackung gekennzeichnet.

Während Vitamin C die Eisenaufnahme fördert, hemmen die Gerbsäure aus Schwarztee, Kalzium aus Milchprodukten, Ballaststoffe wie Pektin oder Phytate aus Vollkornprodukten die Eisenaufnahme. Zur Vorbeugung und Behandlung einer sich entwickelnden Hämochromatose könnte eine diätetische Eisenverminderung der Nahrung sinnvoll sein. Es ist empfehlenswert, wenn Menschen, die unter Hämochromatose leiden, eine eisenreduzierte gesunde Mischkost einhalten.

> **!** Bei Hämochromatose besser pflanzliches Eiweiß essen.

Patienten, die unter Hämochromatose leiden, sollten eisenreiche Lebensmittel vermindert, also nicht täglich in großen Mengen, essen. Wichtig ist dabei aber, dass Eisen aus tierischen Lebensmitteln deutlich besser vom Körper verwertet werden kann als Eisen aus pflanzlichen Lebensmitteln. Die tägliche Fleisch- und Wurstmenge sollte 100 bis 120 Gramm nicht überschreiten. Innereien sind prinzipiell zu meiden, und es ist sinnvoll, Käse statt Wurst zu verzehren.

Um ausreichend Eiweiß aufzunehmen, das bei Aderlässen verloren geht, sollten Hämochromatosepatienten anstatt Fleisch und Wurst Käse und Milchprodukte bevorzugen. Auch Fisch ist eine gute und gesunde Eiweißquelle. Ob Sie drei oder fünf Mahlzeiten essen, bleibt Ihnen und Ihren Wünschen überlassen. Eine Ernährung ist nicht deswegen gesünder, weil sie aus fünf kleineren anstatt drei größeren Mahlzeiten besteht. Ihre Ansprechpartner in Sachen „gesunde Ernährung und Diätetik" sind Diätassistenten, die in Krankenhäusern und bei vielen Krankenkassen beschäftigt sind.

Genau wie gesunde Menschen, sollten von Hämochromatose Betroffene immer reichlich trinken. Die ideale Trinkmenge liegt bei zwei Litern pro Tag, im Sommer oder bei starker körperlicher

Aktivität steigt der Flüssigkeitsbedarf auf 2,5 bis drei Liter täglich an. Gut geeignet ist Mineralwasser, während Kaffee und Schwarztee Genussmittel sind. Hämochromatose-Patienten profitieren jedoch von der Eisenaufnahme-Hemmung durch die im schwarzen Tee enthaltenen Gerbsäuren. Daher ist es sinnvoll, wenn sie zu jeder Mahlzeit, insbesondere einer eisenreichen, eine Tasse starken schwarzen Tee mit Milch trinken. Um Übergewicht vorzubeugen, sollten wenig zuckerreiche Getränke getrunken werden und stattdessen süßstoffgesüßte Light-Getränke.

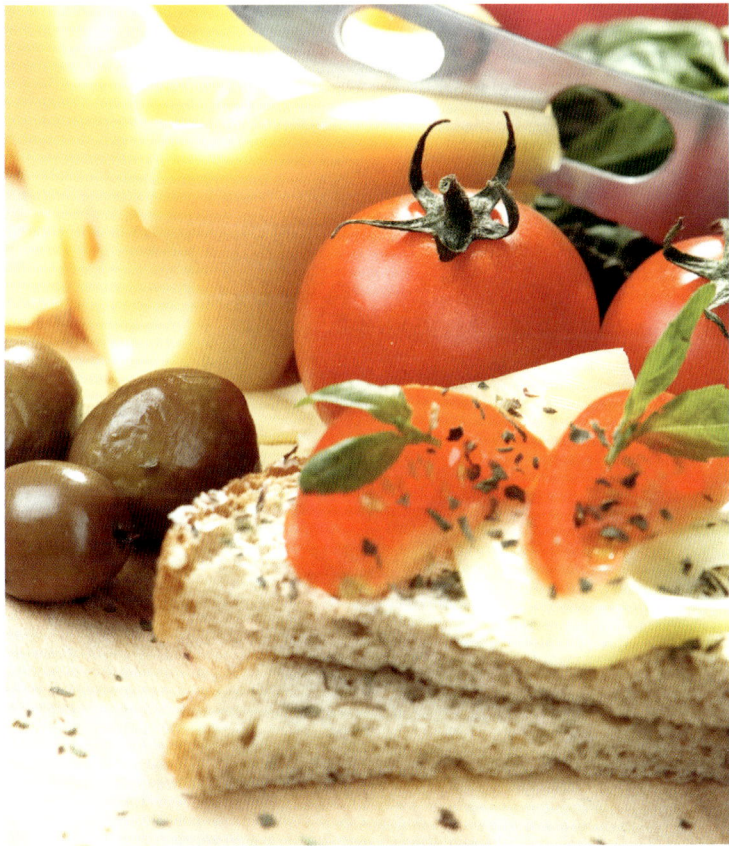

Hämochromatose-Patienten sollten anstatt Fleisch und Wurst Käse und Milchprodukte bevorzugen.

> **!**
> Bei Hämochromatose gilt: besser kein Alkohol.

Alkoholische Getränke sind für Menschen, die eine Hämochromatose haben, schlecht geeignet, da die Hämochromatose zu Leberfunktionsstörungen bis hin zur Leberzirrhose führen kann. Die internationale Fachliteratur gibt die Empfehlung, dass Alkohol in kleineren Mengen – moderat – erlaubt ist, wenn noch keine Leberschädigung eingetreten ist. Wenn bereits eine Leberschädigung vorliegt, darf niemals Alkohol getrunken werden. Damit sind auch alkoholhaltige Pralinen, Schokolade, Hustensaft und alkoholfreies Bier gemeint. Auch vor, während oder nach einem Aderlass ist Alkohol natürlich ungeeignet!

Ernährungsregeln bei Hämochromatose im Überblick

Patienten, die an Hämochromatose erkrankt sind, sollten:
- ausreichend Eiweiß zu sich nehmen (mindestens ein Gramm pro Körperkilogramm täglich), und zwar in Form von Käse und Fisch,
- zu jeder Mahlzeit, insbesondere mit eisenreichen Lebensmitteln, schwarzen Tee trinken,
- reichlich trinken, vor allem nach dem Aderlass,
- niemals nüchtern zum Aderlass gehen.

Sie sollten verzichten auf:
- eisenreiche Lebensmittel (bluthaltige Lebensmittel wie Fleisch, Wurst, Leber und Nieren inklusive daraus hergestellter Wurst),
- eisenangereicherte Lebensmittel,
- Mineralstoffpräparate mit Eisen,
- Vitamin-C-reiche Lebensmittel im Zusammenhang mit eisenreichen Mahlzeiten,
- Alkohol, auch in Speisen enthaltenen (Pralinen etc.).

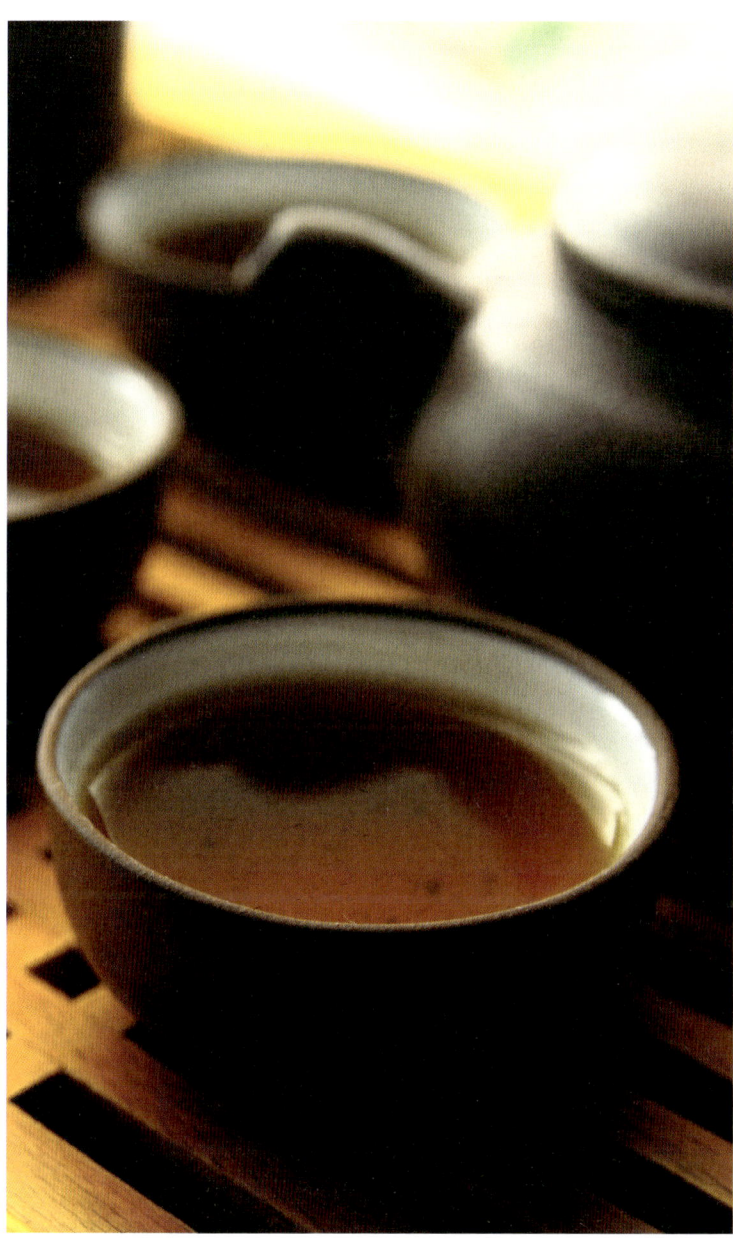

Hämochromatose-Patienten sollten reichlich schwarzen Tee trinken.

Richtig essen bei Gallensteinen

Gallensteinleiden sind bei Menschen, die übergewichtig sind, häufiger als bei normalgewichtigen. Die Gallenflüssigkeit, die reich an Cholesterin ist, ist für die Fettverdauung notwendig. Lediglich MCT-Fette (mittelkettige Triglyzeride) können ohne Gallenflüssigkeit verdaut werden. Oftmals bilden sich nach der Entfernung von Gallensteinen neue. Dies ist auch durch Ernährungsmaßnahmen zu verhindern. Dafür ist es erforderlich, eine ballaststoffreiche, cholesterin- und relativ fettarme Kost einzuhalten.

Ballaststoffe, insbesondere wasserlösliche, binden die Gallensäuren der Gallenflüssigkeit und beugen so der Steinbildung vor. Besonders viele wasserlösliche Ballaststoffe sind in Psyllium, einer indischen Wegerichart, enthalten. Die Samenschalen dieser Wegerichart heißen Plantago-ovata-Samenschalen.

Früher war die Diättherapie bei Gallensteinen eine fade Schonkost ohne Salz und Fett. Inzwischen ist wissenschaftlich geklärt, dass solche Maßnahmen zu nichts führen. Wichtiger ist es, Nahrungsmittel zu vermeiden, die man schlecht verträgt – welche, das variiert von Mensch zu Mensch. Durch ein Ernährungs- bzw. Beschwerdetagebuch ist es einfach, Speisen zu identifizieren, die solche Probleme auslösen.

Anfangs ist es sinnvoll, sich an die Regel der „leichten Vollkost" zu halten. Nach dem Rationalisierungsschema der DGE sollten bestimmte Speisen (siehe neben stehende Tabelle) bei Gallenerkrankungen gemieden werden.

Brot – auch Vollkornbrot – wird in Regel – wie auch Milchprodukte, Kartoffeln, Tee, Orangen (auch roh), Honig, Käse, Marmelade oder Konfitüre, Tomaten (auch roh) sowie Butter – gut vertragen. Butter wird von allen normalen Nahrungsfetten am besten vertragen. Noch besser verträglich sind lediglich MCT-Fette. Obst sollte anfangs gedünstet und geschält verzehrt werden. Salate sollten aus gekochten, leicht verträglichem Gemüse beste-

> **!** Gallensteinleiden sind bei Menschen, die übergewichtig sind, häufiger als bei normalgewichtigen.

SCHLECHT VERTRÄGLICHE LEBENSMITTEL	IN PROZENT DER DEUTSCHEN BEVÖLKERUNG
Hülsenfrüchte (getrocknete Erbsen, Bohnen, Linsen)	30,1
Rohe Gurken, Gurkensalat	28,6
Frittierte Speisen (z. B. Pommes frites oder Berliner)	22,4
Weißkohl, Krautsalat	20,2
Kohlensäurehaltige Getränke	20,1
Grünkohl/Braunkohl	18,1
Alle fettreichen Speisen	17,2
Paprika (roh und gekocht)	16,8
Sauerkraut	15,8
Rotkohl	15,8
Süße Backwaren (z. B. Apfeltaschen)	15,8
Fette Backwaren (nahezu alle Backwaren außer Hefeteig)	15,8
Zwiebeln, Schalotten, Schnittlauch und Knoblauch (auch Granulat und Essenz)	15,8
Wirsing	15,6
Hartgekochte Eier (weichgekochte werden in der Regel gut vertragen)	14,7
Frisches Brot (Brot immer ein bis zwei Tage vor dem ersten Verzehr ablagern)	13,6
Bohnenkaffee (wenig reizstoffarmer Kaffee wird in der Regel gut vertragen)	12,5
Kohlsalate (alle rohen Kohlsorten)	12,1
Mayonnaise und mayonnaisehaltige Dressings/Soßen	11,8
Kartoffelsalat	11,4
Geräuchertes (Fisch, Wurst, Schinken und Käse)	10,7

hen. Durch das Entfernen der Schale verbessert sich die Verträglichkeit entscheidend. Bei vielen Patienten hilft auch das Raspeln oder Reiben von rohem Gemüse oder Obst.

Gut verträgliche Lebensmittel bei Gallensteinleiden
- Brot (alle Sorten mindestens einen Tag gelagert), Zwieback und Brötchen
- Weißer Reis, Nudeln, Kartoffeln
- Gemüse (außer oben genannte), insbesondere in gekochter Form
- Obst (außer oben genannte), insbesondere in gekochter Form
- Fisch, Geflügel und Fisch (fettarm zubereitet)
- Käse bis 30 % F. i. Tr.
- Magere Wurst (außer oben genannte)
- Wasser, stilles Mineralwasser, reizarmer Kaffee, Tee und Obstsäfte
- Zucker und Süßstoff
- Wenig Butter oder Margarine
- Öle (in geringen Mengen)
- Konfitüre, Honig und Sirup
- Wenig Kräuter (außer der oben genannten)
- Wenig milde Gewürze
- Wenig fluoridiertes Jodsalz
- Gekochtes und Gedünstetes
- Fettarme Milch und Milchprodukte

! Die Gerichte, die sich für Patienten mit Gallenerkrankungen gut eignen, sind in diesem Ratgeberkochbuch gekennzeichnet.

Die Gerichte, die sich für Patienten mit Gallenerkrankungen gut eignen, sind in diesem Ratgeberkochbuch entsprechend gekennzeichnet. Es handelt sich in der Regel um fettreduzierte und leicht verdauliche Speisen. Eine Garantie für die Verträglichkeit kann aber nicht gegeben werden, da jeder Patient auf Nahrungsmittel unterschiedlich reagiert. Die typische Gallendiät gibt es nicht. Der Ernährungsplan muss sich nach der individuellen Verträglichkeit von Speisen richten.

Eine leichte Normalkost mit viel Vitaminen, ausgewogener Zusammensetzung und ausreichend Ballaststoffen ist meist am bekömmlichsten und ist eher zu empfehlen als eine einseitige Ernährungsweise. Übermäßig fette, scharf angebratene, reichhaltige und schwer verdauliche Mahlzeiten werden allerdings von den meisten Menschen auch nach der Operation nicht gut vertragen; die von Ernährungswissenschaftlern für Gesunde empfohlene tägliche Fettzufuhr von circa 70 Gramm bereitet dagegen nur selten Probleme. Bei manchen führen scharf gebratene Speisen, Röststoffe (Kaffee) oder kalte Getränke zu Beschwerden. Hier müssen die Ernährungsgewohnheiten entsprechend angepasst werden.

Eine leichte Kost mit viel Vitaminen, ausgewogener Zusammensetzung und ausreichend Ballaststoffen ist meist am bekömmlichsten.

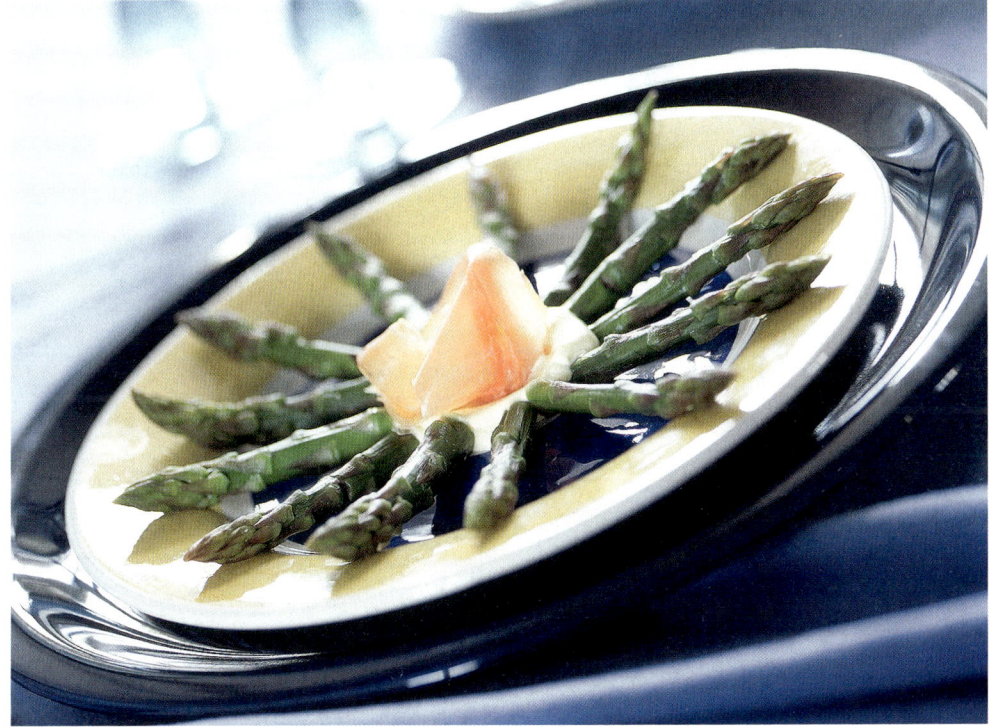

Richtig trinken bei Leber- und Gallenwegserkrankungen

Wasser ist der mengenmäßig wichtigste Bestandteil des menschlichen Körpers. Um für eine gute Bewässerung des Körpers zu sorgen, sollte jeder Mensch täglich mindestens zwei Liter trinken. Bei einer ballaststoffreichen Ernährung müssen es sogar zweieinhalb Liter täglich sein. Im Gegensatz zu zuckerreichen Limonaden und Colagetränken sind insbesondere Mineralwasser, Früchtetee und süßstoffgesüßte Limonaden zu empfehlen.

Täglich sollten nicht mehr als vier Tassen nicht zu stark gekochter Schwarztee oder Kaffee getrunken werden – wer mehr davon trinkt, schadet seiner Gesundheit! Mineralwasser versorgt Sie nicht nur mit Flüssigkeit, sondern auch mit lebensnotwendigen Mineralien. Einige Mineralwässer – auch Heilwässer – enthalten größere Jodmengen. Die Analyse auf der Flasche gibt darüber Auskunft.

Wer abnimmt, benötigt noch mehr Flüssigkeit, um Stoffwechselendprodukte auszuscheiden. Bei einer Reduktionskost, also auch bei Fettleber, muss die Trinkmenge bei 2½ bis drei Litern liegen. Menschen, die unter Leberzirrhose mit Aszites leiden, dürfen nur wenig trinken. Menschen, die unter Fettleber leiden, sollten möglichst kohlenhydratarme Getränke trinken. Fruchtsäfte und zuckergesüßte Softdrinks sollten also gemieden werden. Bei Untergewicht bieten sich Fruchtsäfte an, da sie kalorienreich sind.

Alkohol ist ein energiereicher Stoff und liefert fast so viele Kalorien wie Fett. Alkohol fördert die Entstehung von Übergewicht und der Fettleber, da er selbst reichlich Energie liefert und gleichzeitig den Fettabbau im Stoffwechsel hemmt. Vor dem regelmäßigen Alkoholkonsum muss hier dringend gewarnt werden, denn Alkohol ist ein gefährliches Gift, das abhängig macht. Die gesundheitsfördernden Aspekte, die insbesondere Wein oft zugeschrieben werden, liegen deutlich hinter den gesundheitsschädlichen Effekten von Alkoholika. Also: Weniger Alkohol ist mehr.

> **!** Besonders wer abnimmt, sollte viel trinken!

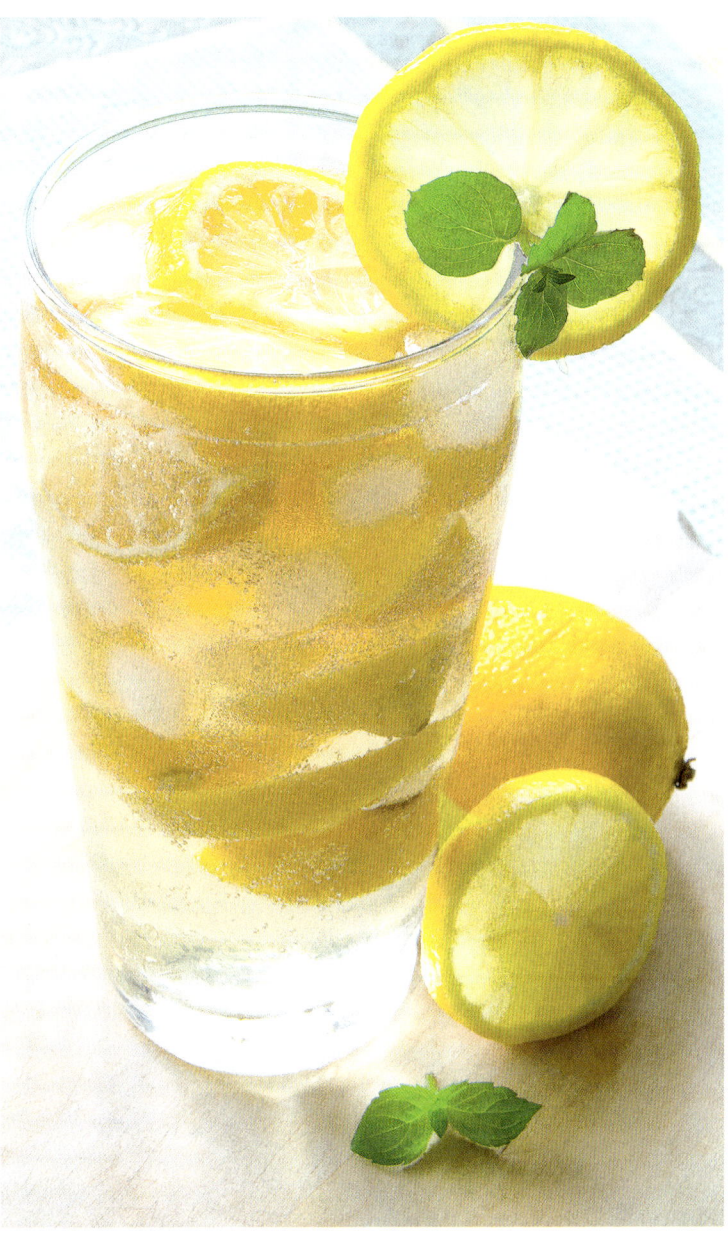

Mineralwasser versorgt Sie nicht nur mit Flüssigkeit, sondern auch mit lebensnotwendigen Mineralien.

> **!** Bei allen Erkrankungen der Leber ist sofort eine absolute lebenslange Alkoholkarenz erforderlich.

Alkoholbedingte Leberschäden können sich als Fettleber, alkoholische Entzündung der Leber oder als Leberzirrhose bemerkbar machen. Wichtig ist, dass sich dabei die verschiedenen Leberkrankheiten sogar überschneiden können. Menge und Dauer des Alkoholkonsums sind wesentliche Faktoren für die Entstehung einer Leberzirrhose. Die Aufnahme von mehr als 40 Gramm Alkohol täglich beim Mann und mehr als 20 Gramm bei der Frau können bereits eine Leberzirrhose auslösen. Alkohol ist der Feind der Leber!

Die Tabelle rechts zeigt den Alkoholgehalt einiger Getränke und Lebensmittel. Jedes Nahrungsmittel oder Getränk mit Alko-

Denken Sie daran, dass vielen Speisen Alkohol zugesetzt wird.

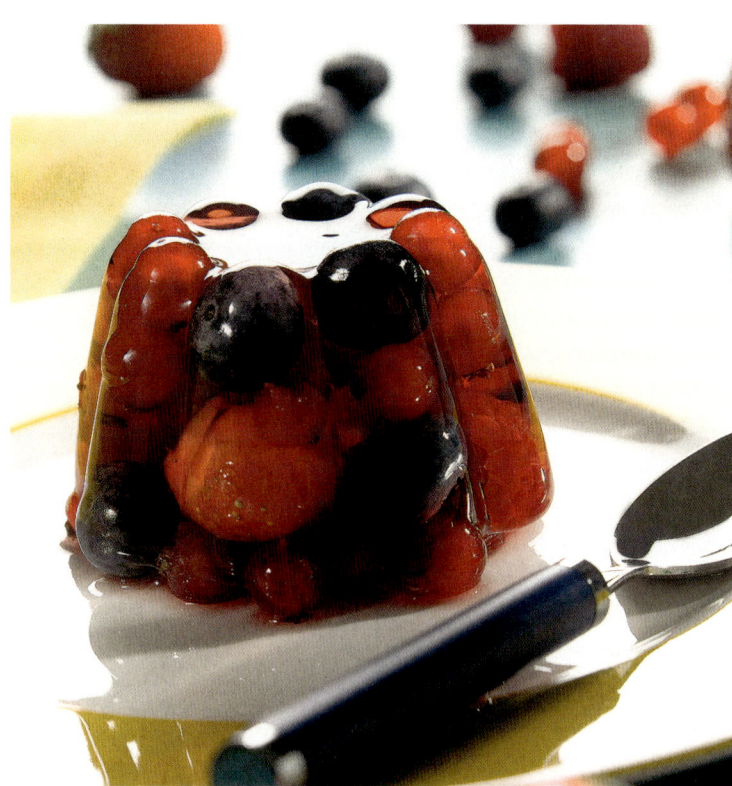

holgehalt ist zu meiden, wenn Lebererkrankungen vorliegen. Wichtig ist, dass vielen Nahrungsmitteln und Speisen Alkohol zugesetzt wird. Darauf ist im häuslichen Bereich, aber insbesondere im Restaurant zu achten. In Krankenhäusern und Kurkliniken sind die Speisen in der Regel alkoholfrei.

GETRÄNK	ALKOHOLGEHALT in g/100g
Branntwein	36,0
Rum	33,4
Weinbrand	33,1
Kräuter-/Gewürz-/Bitterlikör	30,0
Klarer	26,7
Liköre	18,0
Likörwein, süß und trocken	14,8
Cocktails	13,7
Eierlikör	13,4
Weißwein, Auslese (lieblich)	10,2
Weißwein, trocken	10,0
Rotwein, schwer	9,5
Sekt	8,9
Weißwein, halbtrocken	8,8
Rotwein, mittel, Qualitätswein	7,9
Pralinen, gefüllt mit Alkohol	7,0
Glühwein	6,2
Starkbier	5,5
Bowle oder Punsch	5,3
Apfelwein	5,0
Schorle	4,4
Weizenbier/Export	4,2
Weizenbier (Weißbier), obergärig	4,2
Bier	4,0

10 Tipps für das tägliche Leben

1. Trinken Sie keinen Alkohol! Alkohol ist der größte Feind der Leber. Denken Sie auch an versteckten Alkohol in Pralinen und anderen Gerichten.
2. Essen Sie fünfmal am Tag Obst und Gemüse. Ob als Zwischen- oder Hauptmahlzeit, beide versorgen Sie mit den nötigen Vitaminen und Mineralstoffen und stärken Ihr Immunsystem und Ihre Leber!

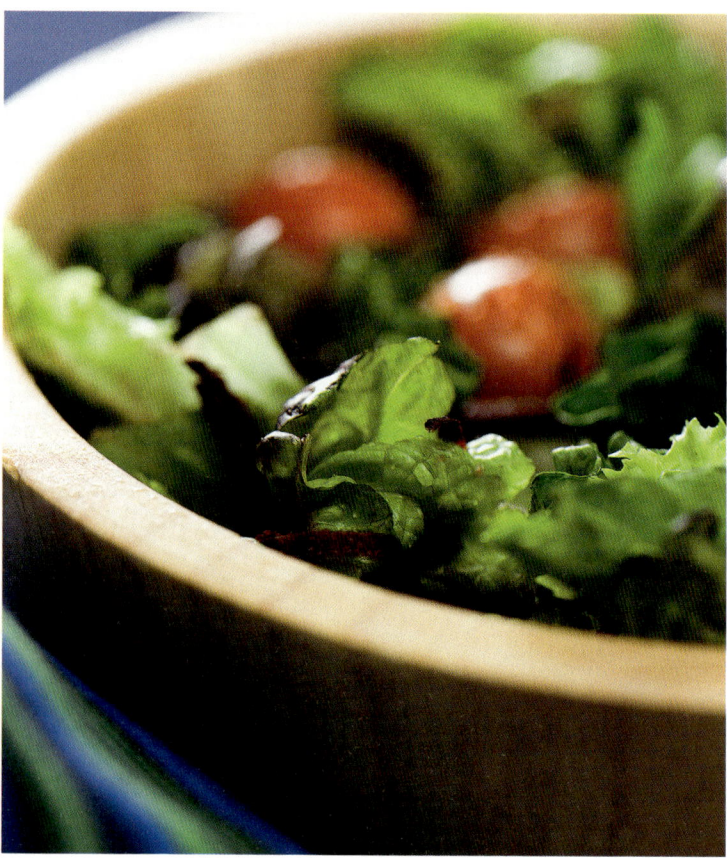

Fünfmal am Tag Obst und Gemüse stärkt Ihre Leber.

3. Nehmen Sie lieber viele kleine Mahlzeiten anstelle von drei große zu sich. Damit versorgen Sie Ihren Körper kontinuierlich mit Nährstoffen, ohne Ihre Leber durch zu große Nahrungsmengen zu überlasten.

4. Meiden Sie Nahrungsmittel, die bei Ihnen zu Unverträglichkeiten führen. Das sind zum Beispiel sehr fettige Speisen, unreifes Obst oder blähendes Gemüse wie z. B. Kohl. Über ein Ernährungstagebuch können Sie einen Überblick darüber bekommen, was Sie vertragen und was nicht.

5. Ernähren Sie sich abwechslungsreich und ausgewogen. So bekommt Ihr Körper fast automatisch alle wichtigen Nährstoffe, und das Essen wird nicht langweilig.

6. Wählen Sie schonende Zubereitungsarten. Zum Beispiel Dünsten, Garen im Schnellkochtopf und fettarmes Braten in beschichteten Pfannen. So gehen Ihnen die wichtigen Inhaltsstoffe und Vitamine Ihrer Nahrung nicht verloren!

7. Essen Sie immer langsam und bewusst. Gut gekaut ist halb verdaut.

8. Vermeiden Sie es auch, zu heiße oder zu kalte Speisen zu sich zu nehmen.

9. Verwenden Sie möglichst frische Zutaten, denn dann sind fast alle Nährstoffe noch enthalten, und Sie können Ihren Körper vor der Belastung durch „faule" und schimmelige Nahrung schützen, deren Gifte für die Leber sehr schädlich sind. Auf Fertigprodukte sollten Sie möglichst verzichten.

10. Achten Sie auf die Herkunft Ihrer Nahrungsmittel. Heutzutage sind viele Nahrungsmittel durch die industrialisierte Massenproduktion mit Gift- und Fremdstoffen belastet. Gönnen Sie sich deshalb so oft wie möglich Bioprodukte aus biodynamischem Anbau. Das ist besonders wichtig für chronisch Leberkranke!

> **!** Ein Ernährungstagebuch verschafft Ihnen Klarheit darüber, welche Lebensmittel Sie vertragen.

Musterpläne

Energiereiche Kost bei Hepatitis

leicht verdaulich und gut verträglich, bei Fettunverträglichkeit ggf. Butter gegen MCT-Margarine austauschen

FRÜHSTÜCK
Brötchen mit Konfitüre und Bierschinken mit einem Ei

2 Brötchen	100 g	248 kcal
Butter oder MCT-Margarine	20 g	148 kcal
2 EL Sauerkirsch-Konfitüre	25 g	69 kcal
2 Scheiben Bierwurst	30 g	75 kcal
1 Hühnerei (weich gekocht)	50 g	77 kcal
Salz und Pfeffer zum Würzen	–	–
2 Tassen Kaffee mit Milch	250 g	10 kcal
Zwischenanalyse:		*627 kcal*

ZWISCHENMAHLZEIT
Bananen-Joghurt

1 Becher Joghurt (3,5 % Fett)	150 g	99 kcal
1 Banane	130 g	124 kcal
Zitronensaft, Vanillearoma	–	–
Zwischenanalyse:		*223 kcal*

MITTAGESSEN
Tomatencremesuppe, Pellkartoffeln, Mandelbroccoli, Forellenfilet mit Butterflöckchen und Vanillepudding

1 Teller Tomatencremesuppe	200 g	124 kcal
3 mittelgroße Pellkartoffeln	200 g	141 kcal
Petersilie	–	–
Broccoli	200 g	46 kcal
Salz, Pfeffer, Gewürze und Kräuter	–	–

▶▶

Mandelblättchen	20 g	114 kcal
2 Forellenfilets	150 g	184 kcal
Butter	10 g	74 kcal
Petersilie, Meerrettich nach Geschmack	–	–
1 Dessertschüssel Vanillepudding	150 g	166 kcal
Zwischenanalyse:		*849 kcal*

ZWISCHENMAHLZEIT
Apfelmus mit Hüttenkäse

1 Dessertschüssel Apfelmus	150 g	87 kcal
3 EL Hüttenkäse	50 g	51 kcal
2 Tassen Schwarztee mit Milch und Zucker	250 g	25 kcal
Zwischenanalyse:		*163 kcal*

ABENDESSEN
Brote mit Edamer und gekochtem Schinken mit Tomatensalat

2 Scheiben Graubrot	100 g	219 kcal
Sonnenblumenmargarine	20 g	142 kcal
1 Scheibe Edamer	30 g	106 kcal
1 Scheibe gekochter Schinken	30 g	34 kcal
3 mittelgroße Tomaten	150 g	26 kcal
1 EL Olivenöl	10 g	88 kcal
Balsamico-Essig, Süßstoff, Salz, Pfeffer, Kräuter und Gewürze	–	–
1 Glas Orangensaft	200 g	90 kcal
Zwischenanalyse:		*705 kcal*

SPÄTMAHLZEIT
Kiwis und Milch

2 Kiwis	130 g	79 kcal
1 Glas Vollmilch	200 g	129 kcal
Zwischenanalyse:		*208 kcal*

Hinweise

Über den Tag verteilt 2 Flaschen Mineralwasser (still ist oftmals besser verträglich).
Auf eine ausreichende Zinkzufuhr achten – gegebenenfalls Zink-Tabletten einnehmen.
Es ist sinnvoll, nach ärztlicher Rücksprache eine Multivitamin-Mineralstoff-Tablette einzunehmen.

Gesamtergebnis:
2775 kcal
121 g Eiweiß
119 g Fett
294 g Kohlenhydrate
35 g Ballaststoffe

Kalorienreduzierte Kost bei Fettleber
zuckerarm, alkoholfrei, wenig gesättigte Fettsäuren

FRÜHSTÜCK

Vollkornbrot mit Konfitüre und Lachsschinken		
2 Scheiben Vollkornbrot	100 g	188 kcal
Halbfettmargarine mit Phytosterinen	10 g	36 kcal
2 EL süßstoffgesüßte Konfitüre	25 g	17 kcal
Lachsschinken	20 g	23 kcal
Kaffee mit fettreduzierter Milch	250 g	10 kcal
Zwischenanalyse:		*274 kcal*

ZWISCHENMAHLZEIT

Fruchtjoghurt		
1 Becher fettarmer Fruchtjoghurt (süßstoffgesüßt)	150 g	96 kcal
Zwischenanalyse:		*96 kcal*

MITTAGESSEN

Pellkartoffeln, Möhrengemüse mit Rindergehacktem		
3 mittelgroße Pellkartoffeln	200 g	140 kcal
Petersilie	–	–
Rindergehacktes (Tatar)	120 g	181 kcal
Kräuter, Gewürze, Salz, Pfeffer	–	–
Mohrrüben	250 g	64 kcal
Dill, Zitronenschale, wenig Süßstoff, Salz, Pfeffer	–	–
1 TL Rapsöl	5 g	44 kcal
1 Apfel	130 g	67 kcal
Zwischenanalyse:		*496 kcal*

ZWISCHENMAHLZEIT
Hüttenkäse mit Orangenfilets

Hüttenkäse (fettarm)	100 g	102 kcal
Orangenfilets	65 g	31 kcal
Orangensaft, Limettenschale, Süßstoff, Zimt, Vanillemark	–	–
2 Tassen Schwarztee mit Milch	250 g	6 kcal
Zwischenanalyse:		*139 kcal*

ABENDESSEN
Vollkornbrot mit Harzer Käse, Aspikwurst und Tomatensalat

2 Scheiben Vollkornbrot	100 g	188 kcal
Halbfettmargarine mit Phytosterinen	10 g	36 kcal
Harzer Käse oder Kochkäse	30 g	39 kcal
1 Scheibe Aspikwurst oder Sülze	30 g	33 kcal
3 mittelgroße Tomaten	200 g	35 kcal
1 TL Rapsöl	5 g	44 kcal
weißer Balsamico-Essig, Süßstoff, Salz, bunter Pfeffer, Kräuter	–	–
Zwischenanalyse:		*375 kcal*

SPÄTMAHLZEIT
Limetten-Dickmilch

Dickmilch (entrahmt)	200 g	68 kcal
Limettenschale, Limettensaft, Süßstoff	–	–
Zwischenanalyse:		*68 kcal*

Hinweise

Über den Tag verteilt 2 bis 3 Flaschen kalziumreiches Mineralwasser (still ist oftmals besser verträglich).
Auf eine ausreichende Zinkzufuhr achten – gegebenenfalls Zink-Tabletten einnehmen und nach ärztlicher Rücksprache eine Multivitamin-Mineralstoff-Tablette einnehmen.

Gesamtergebnis:
1352 kcal
101 g Eiweiß
39 g Fett
167 g Kohlenhydrate
39 g Ballaststoffe

Kost bei Leberzirrhose mit den Anzeichen einer hepatischen Enzephalopathie

mäßig eiweißreduziert

FRÜHSTÜCK

Brötchen mit Konfitüre und Honig

2 Brötchen	100 g	248 kcal
Diätmargarine	20 g	142 kcal
2 EL Konfitüre	25 g	70 kcal
1 EL Blütenhonig	20 g	61 kcal
2 Tassen Kaffee mit Milch	250 g	10 kcal
Zwischenanalyse:		*531 kcal*

ZWISCHENMAHLZEIT

Obstsalat

1 Kiwi	65 g	40 kcal
½ Orange	65 g	31 kcal
Zitronenschale, Zitronensaft, Süßstoff oder Zucker, Zimt	–	–
Zwischenanalyse:		*71 kcal*

MITTAGESSEN

Kräuter-Pellkartoffeln, Spargel mit angebratenem Speck, Apfel

4 mittelgroße Pellkartoffeln	250 g	176 kcal
Spargel	250 g	40 kcal
Salz, Zitronenschale, Zitronensaft, Zucker oder Süßstoff, wenig Muskat	–	–
geräucherter Schweinespeck	50 g	160 kcal
1 EL Rapsöl	10 g	88 kcal
1 Apfel	150 g	78 kcal
Zwischenanalyse:		*542 kcal*

ZWISCHENMAHLZEIT
Toastbrot mit Pflaumenmus

1 Scheibe Weißbrot-Toastbrot	20 g	51 kcal
1 EL Butter	10 g	74 kcal
1–2 EL Pflaumenmus	25 g	49 kcal
Zimt	–	–
2 Tassen Schwarztee mit Milch	250 g	6 kcal
Zwischenanalyse:		*180 kcal*

ABENDESSEN
Graubrot mit Frischkäse und Leberwurst sowie Tomatensalat

2 Scheiben Graubrot-Weizenmischbrot	100 g	219 kcal
2 EL Diätmargarine	20 g	142 kcal
1 EL Frischkäse (Doppelrahmstufe)	20 g	67 kcal
frische Kräuter	–	–
1 EL Leberwurst (Kalbsleberwurst)	20 g	66 kcal
Senf	–	–
3 mittelgroße Tomaten	200 g	35 kcal
2 EL Olivenöl	20 g	*176 kcal*
Balsamico-Essig, Knoblauch, Basilikum, Gewürze, Salz	–	–
Zwischenanalyse:		*705 kcal*

SPÄTMAHLZEIT
Banane mit Apfelsaft

1 Glas Apfelsaft	200 g	99 kcal
1 Banane	130 g	124 kcal
Zwischenanalyse:		*223 kcal*

Hinweise

Die Verabreichung von verzweigtkettigen Aminosäuren ist erforderlich, Präparate können vom Arzt verordnet werden. Über den Tag verteilt 2 bis 3 Flaschen kalziumreiches Mineralwasser (still ist oftmals besser verträglich, bei dem Vorliegen von Aszites Salz weglassen und Flüssigkeit nach Bilanz). Zusätzlich muss Zink verabreicht werden (30 mg). Nach ärztlicher Rücksprache eine Multivitamin-Mineralstoff-Tablette einnehmen.

Gesamtergebnis:
2252 kcal
47 g Eiweiß
103 g Fett
277 g Kohlenhydrate
30 g Ballaststoffe

Kost bei dekompensierter Leberzirrhose mit hepatischer Enzephalopathie
streng eiweißarm

Hinweise

Die Verabreichung von verzweigtkettigen Aminosäuren ist dringend erforderlich, um eine Proteinmangelernährung mit Abbau von Körpersubstanz zu vermeiden, Präparate können vom Arzt verordnet werden. Über den Tag verteilt 2 bis 3 Flaschen kalziumreiches Mineralwasser (still ist oftmals besser verträglich, bei dem Vorliegen von Aszites Salz weglassen und Flüssigkeit nach Bilanz). Zusätzlich muss Zink verabreicht werden (30 mg). Nach ärztlicher Rücksprache eine Multivitamin-Mineralstoff-Tablette einnehmen.

FRÜHSTÜCK
Brötchen mit Himbeerkonfitüre und Honig

2 Brötchen	100 g	248 kcal
2 EL Butter	20 g	148 kcal
2 EL Himbeerkonfitüre	25 g	67 kcal
1 EL Honig	20 g	61 kcal
2 Tassen Kaffee mit Milch	250 g	10 kcal
Zwischenanalyse:		*534 kcal*

ZWISCHENMAHLZEIT
Apfel

1 Apfel	130 g	67 kcal
Zwischenanalyse:		*67 kcal*

MITTAGESSEN
Pellkartoffeln mit Kräutern, Champignons, Rührei

4 mittelgroße Pellkartoffeln	250 g	176 kcal
frische Kräuter, gehackt	–	–
Champignons	200 g	31 kcal
1 Hühnerei	50 g	77 kcal
2 EL Olivenöl	20 g	176 kcal
Salz, weißer Pfeffer, Knoblauch	–	–
Zwischenanalyse:		*460 kcal*

ZWISCHENMAHLZEIT
Birne, Rote Grütze mit Schlagsahne

1 Birne	130 g	68 kcal
1 Dessertschüssel Rote Grütze	200 g	161 kcal
Schlagsahne	30 g	86 kcal
2 Tassen Schwarztee mit Milch	250 g	6 kcal
Zwischenanalyse:		*321 kcal*

ABENDESSEN
Brot mit Tomatenbutter sowie Gurkensalat

2 Scheiben Graubrot-Weizenmischbrot	100 g	219 kcal
1½ EL Butter	30 g	222 kcal
Tomatenmark	20 g	15 kcal
Salz, bunter Pfeffer, Knoblauch, Basilikum	–	–
Gurke, frisch	200 g	24 kcal
2 EL Olivenöl	20 g	176 kcal
Salz, weißer Pfeffer, Dill, Weißweinessig, Zucker oder Süßstoff	–	–
Zwischenanalyse:		*656 kcal*

SPÄTMAHLZEIT
Mandarinen

Mandarinen	130 g	65 kcal
Zwischenanalyse:		*65 kcal*

Hinweise
Gesamtergebnis:
2103 kcal
39 g Eiweiß
102 g Fett
251 g Kohlenhydrate
31 g Ballaststoffe

Kost bei Leberzirrhose mit hepatischer Enzephalopathie und/oder Aszites
eiweißarm

Achtung: Dieser Plan darf nur unter ärztlicher Überwachung und diätetischer Beratung umgesetzt werden. Patienten mit Leberzirrhose tolerieren in der Regel mehr als 30 Gramm Eiweiß täglich und können den Plan problemlos mit Hilfe der Eiweißaustauschtabelle bis zu ihrer Toleranzgrenze um eiweißhaltige Produkte erweitern. In der Regel werden 50 bis 65 Gramm Eiweiß täglich gut vertragen. Dieser Plan bildet lediglich das Gerüst. Ist die Einhaltung dieses Planes ärztlich angeraten, ist die zusätzliche tägliche Einnahme von verzweigtkettigen Aminosäuren in jedem Falle erforderlich. Der Arzt kann sie verschreiben. Diese Präparate werden zusätzlich eingenommen. In der Regel ist eine Menge von 0,2 bis 0,5 Gramm verzweigtkettiger Aminosäuren pro Kilogramm Körpergewicht täglich zwingend erforderlich.

FRÜHSTÜCK
2 Scheiben Vollkornbrot oder 2 Brötchen mit Aufstrich
2 Scheiben Vollkornbrot oder 2 Brötchen gut mit Butter oder besser Margarine sowie gut mit Konfitüre und Honig bestrichen
3 Tassen Kaffee oder Tee mit etwas Sahne und evtl. Süßstoff bzw. Zitronensaft

ZWISCHENMAHLZEIT
1 Banane

MITTAGESSEN

Kartoffeln/Reis/Nudeln mit Gemüse

3–4 hühnereigroße Kartoffeln *oder*

200 Gramm gegarter Reis bzw. Nudeln (bevorzugt Vollkornprodukte)

½ Teller voll Gemüse

1–2 EL Sojaöl zum Andünsten von Gemüse und/oder Kartoffeln

Kräuter und Gewürze

1 Portion Salat mit Distelöl

1 Apfel

ZWISCHENMAHLZEIT

Orange

1 Orange

3 Tassen Kaffee oder Tee mit etwas Sahne und evtl. Süßstoff bzw. Zitronensaft

ABENDESSEN

Vollkornbrot und Tomatensalat

2 Scheiben Vollkornbrot gut mit Butter oder besser Margarine sowie gut mit Konfitüre bestrichen

1 große Portion Tomatensalat mit Zwiebeln, Kräutern und Olivenöl

SPÄTMAHLZEIT

Birne und Knäckebrot

1 Birne

2 Scheiben Knäckebrot gut mit Butter oder Margarine sowie gut mit Konfitüre bestrichen

GESAMTANALYSE	
Energie	2124 kcal
Kochsalz	3 g
Essentielle Aminosäuren	12 g
Eiweiß	31 g (6 %)*
Fett	97 g (41 %)*
Kohlenhydrate	276 g (53 %)*
Ballaststoffe	45 g
mehrfach ungesättigte Fettsäuren	35 g
Cholesterin	72 mg
Vitamin A	1380 µg
Carotin	6 mg
Vitamin E	28 mg
Vitamin B_1	1 mg
Vitamin B_2	1 mg
Vitamin B_6	3 mg
Folsäure	190 µg
Vitamin C	455 mg
Natrium	1072 mg
Kalium	4020 mg
Kalzium	277 mg
Magnesium	347 mg
Phosphor	881 mg
Eisen	14 mg
Zink	8 mg

* Prozentangaben beziehen sich auf den Anteil des Nährstoffs im Verhältnis zu den anderen Nährstoffen.

Der Bedarf an Kalzium, Zink, Vitamin B_1 und Vitamin B_2 ist bei diesem Plan nicht gedeckt. Daher muss der Arzt diese Wirkstoffe verordnen. Eine Erweiterung des Planes um 30 g Brie oder Camembert (70 % F. i. Tr. enthält 4,0 g Eiweiß) zum Frühstück, 65 g Schweinegehacktes – entspricht einer halben Frikadelle – (entspricht 16,4 g Eiweiß) zum Mittagessen und 30 g Teewurst (entspricht 4,3 g Eiweiß) zum Abendessen verändert die Analyse wie folgt:

GEÄNDERTE GESAMTANALYSE	
Energie	2676 kcal
Kochsalz	4 g
Essenzielle Aminosäuren	27 g
Eiweiß	60 g (9 %)
Fett	136 g (45 %)
Kohlenhydrate	297 g (45 %)
Ballaststoffe	46 g
mehrfach ungesättigte Fettsäuren	38 g
Cholesterin	18 mg
Vitamin A	1574 µg
Carotin	6 mg
Vitamin E	29 mg
Vitamin B_1	1 mg
Vitamin B_2	2 mg
Vitamin B_6	3 mg
Folsäure	216 µg
Vitamin C	457 mg
Natrium	1615 mg
Kalium	4488 mg
Kalzium	528 mg
Magnesium	387 mg
Phosphor	1197 mg
Eisen	15 mg
Zink	11 mg

Aber auch bei diesem Ernährungsplan ist der Bedarf an Kalzium, Zink und Vitamin B_2 nicht gedeckt, und der Arzt muss diese Wirkstoffe verordnen.

Kost bei dekompensierter Leberzirrhose mit Aszites
salzarm

FRÜHSTÜCK
Brote mit Konfitüre und Honig

2 Scheiben Graubrot	100 g	219 kcal
2 EL Butter	20 g	148 kcal
2 EL Mirabellenkonfitüre	25 g	70 kcal
1 EL Honig	20 g	61 kcal
2 Tassen Kaffee mit Milch	250 g	10 kcal
Zwischenanalyse:		*508 kcal*

ZWISCHENMAHLZEIT
Apfel

1 Apfel	130 g	67 kcal
Zwischenanalyse:		*67 kcal*

MITTAGESSEN
Kartoffeln, Bohnengemüse, gebratenes Kabeljaufilet

Kartoffeln geschält, frisch gegart	250 g	171 kcal
Petersilie, Muskat, Pfeffer	–	–
Grüne Bohnen	250 g	63 kcal
Bohnenkraut, Pfeffer, Knoblauch, Senf	–	–
Kabeljaufilet	150 g	134 kcal
Zitronensaft, Pfeffer, frische Kräuter	–	–
1 EL Olivenöl	10 g	88 kcal
1 Birne	130 g	68 kcal
Zwischenanalyse:		*524 kcal*

ZWISCHENMAHLZEIT
Banane-Dickmilch

Dickmilch (entrahmt)	150 g	51 kcal
½ Banane	65 g	62 kcal
Limettensaft, Zimt, Zucker oder Süßstoff	–	–
2 Tassen Schwarztee mit Milch	250 g	6 kcal
Zwischenanalyse:		*119 kcal*

ABENDESSEN
Eibrot, Frischkäsebrot sowie Tomatensalat

2 Scheiben Weizenmischbrot	100 g	219 kcal
2 EL Butter	20 g	148 kcal
1 Hühnerei	50 g	77 kcal
2 EL Doppelrahm-Frischkäse	30 g	101 kcal
4 mittelgroße Tomaten	250 g	44 kcal
1 EL Olivenöl	10 g	88 kcal
Basilikum, Balsamico-Essig, Zucker oder Süßstoff, Pfeffer, Knoblauch, Zwiebelöl	–	–
1 Glas Orangensaft	200 g	90 kcal
Zwischenanalyse:		*767 kcal*

SPÄTMAHLZEIT
Kiwis

2 Kiwis	130 g	79 kcal
Zwischenanalyse:		*79 kcal*

Hinweise

Flüssigkeitszufuhr nach Bilanz und ärztlichen Empfehlungen. Auf eine ausreichende Zinkzufuhr achten – gegebenenfalls Zink-Tabletten einnehmen. Nach ärztlicher Rücksprache eine Multivitamin-Mineralstoff-Tablette einnehmen.

Gesamtergebnis:
2064 kcal
79 g Eiweiß
75 g Fett
258 g Kohlenhydrate
37 g Ballaststoffe
1284 mg Natrium

MCT-Kost

FRÜHSTÜCK
Brötchen mit Konfitüre und Honig

2 Brötchen	100 g	248 kcal
2 EL MCT-Diätmargarine	20 g	141 kcal
2 EL Aprikosen-Konfitüre	25 g	68 kcal
1 EL Honig	20 g	61 kcal
2 Tassen Kaffee mit Milch	250 g	10 kcal
Zwischenanalyse:		*528 kcal*

ZWISCHENMAHLZEIT
Banane

1 Banane	130 g	124 kcal
Zwischenanalyse:		*124 kcal*

MITTAGESSEN
Pellkartoffeln mit Kräuter-Margarine, Broccoli und Tomaten-Hackfleisch-Soße

4 mittelgroße Pellkartoffeln	250 g	176 kcal
frische Kräuter	–	–
2 EL MCT-Diätmargarine	20 g	141 kcal
Broccoli	200 g	46 kcal
Rindergehacktes	120 g	136 kcal
2 mittelgroße Tomaten	100 g	17 kcal
Petersilie, Schnittlauch, Basilikum, Knoblauch, schwarzer Pfeffer, Salz, 1 Pr. Zucker	–	–
Zwischenanalyse:		*516 kcal*

ZWISCHENMAHLZEIT
Himbeer-Dickmilch

Dickmilch (0,1 % Fett)	150 g	51 kcal
Himbeeren	100 g	34 kcal
Zitronensaft, Honig oder Süßstoff	–	–
2 Tassen Schwarztee mit Milch	250 g	6 kcal
Zwischenanalyse:		*91 kcal*

ABENDESSEN
Brote mit Hüttenkäse und Harzer Käse sowie Tomatensalat

2 Scheiben Graubrot	100 g	219 kcal
2 EL MCT-Diätmargarine	20 g	141 kcal
Harzer Käse	30 g	39 kcal
2 EL Hüttenkäse	30 g	24 kcal
frische Kräuter	–	–
4 mittelgroße Tomaten	200 g	35 kcal
1 EL mct-basis-plus Diätöl	10 g	85 kcal
Balsamico-Essig, Basilikum, bunter Pfeffer, Knoblauch, Salz, Zucker oder Süßstoff	–	–
1 Glas Orangensaft	200 g	90 kcal
Zwischenanalyse		*633 kcal*

SPÄTMAHLZEIT
Apfeljoghurt

1 Apfel	130 g	67 kcal
1 Becher Joghurt (0,1 % Fett)	150 g	57 kcal
Zimt, Vanillearoma, Zitronensaft, Honig oder Süßstoff	–	–
Zwischenanalyse:		*124 kcal*

Hinweise

Über den Tag verteilt 2 Flaschen Mineralwasser (still ist oftmals besser verträglich).
Es ist sinnvoll, nach ärztlicher Rücksprache eine Multivitamin-Mineralstoff-Tablette einzunehmen.

Gesamtergebnis:
2016 kcal
86 g Eiweiß
68 g Fett
255 g Kohlenhydrate
35 g Ballaststoffe

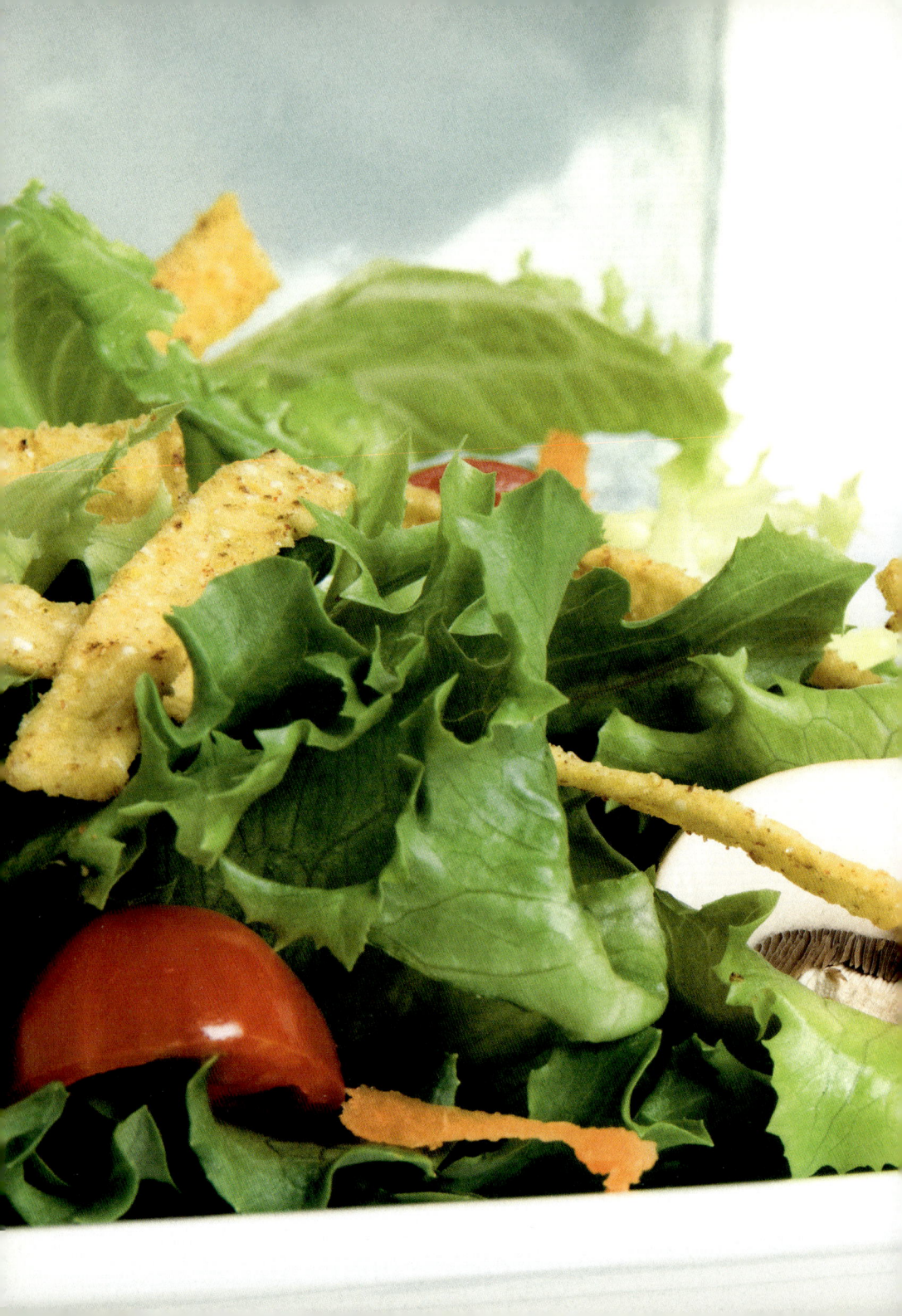

60 REZEPTE – LECKER ESSEN BEI LEBERERKRANKUNGEN

Viele Betroffene von Leber- und Gallenkrankungen ernähren sich von Schon- und Diätkost. Unsere Rezepte geben Ihnen die Möglichkeit, Ihre Ernährungsweise mit gutem Gewissen umzustellen. Die Rezepte werden durch spezielle Hinweise für Leberzirrhose- und Gallensteinpatienten ergänzt.

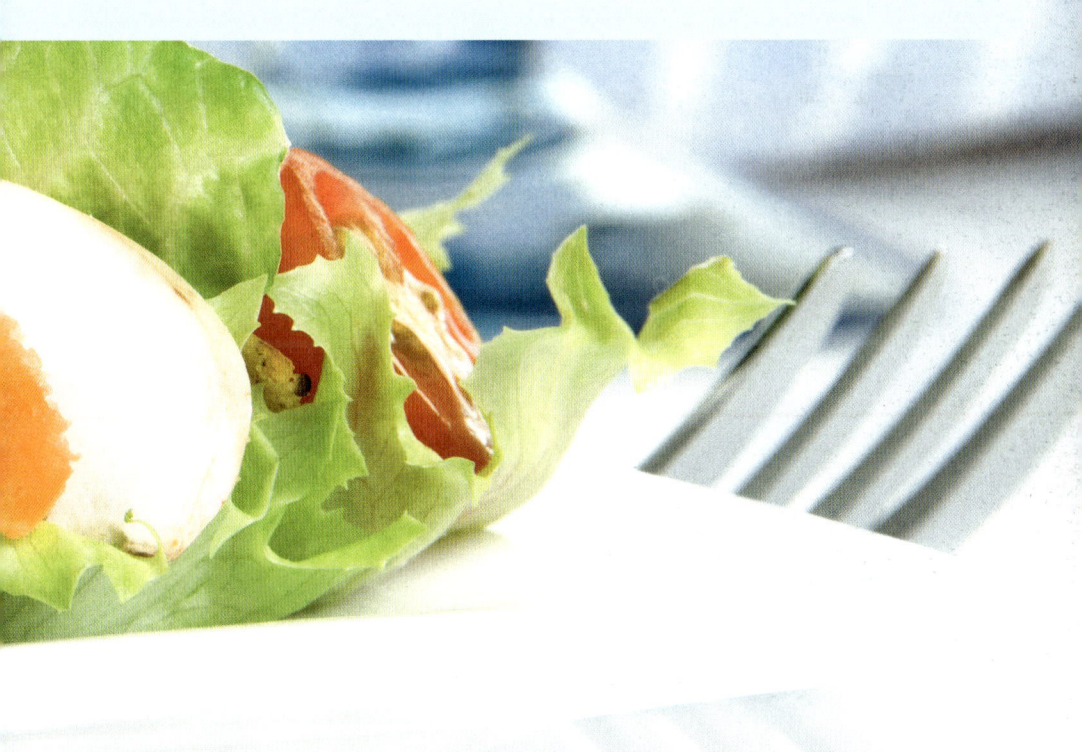

LECKERE FRÜHSTÜCKSIDEEN

Früchtebrötchen
gelingt leicht

Zubereitungszeit: 10 Minuten
Eine Portion enthält:

232 Kilokalorien	38 g Kohlenhydrate
14 g Eiweiß	2,7 mg Eisen
1 g Fett	0,4 mg Kupfer

Zutaten für 2 Portionen
- 2 Vollkornbrötchen
- 4 geh. EL Magerquark
- 2 Schuss kohlensäurehaltiges Mineralwasser
- Mark von 1 Vanilleschote
- flüssiger Süßstoff
- 4 EL Himbeeren
- 1 mittlere Orange

Zubereitung

1 Die beiden Brötchen halbieren. Den Magerquark und das Mineralwasser mit einem Schneebesen cremig rühren. Den Quark mit dem Vanillemark und dem Süßstoff abschmecken.

2 Die Himbeeren mit einer Gabel unter die Quarkmasse mengen und die Beeren zerdrücken.

3 Die Brötchenhälften mit der Quark-Beeren-Masse bestreichen.

4 Die Orange schälen und filetieren. Die Orangenfilets auf die Brötchenhälften verteilen.

TIPPS UND HINWEISE

Dieses Rezept ist geeignet für Fettleber-, Gallenstein- und Leberzirrhosepatienten mit normaler Eiweißzufuhr. Gallensteinpatienten vertragen als Streichfett sehr gut MCT-Margarine. Leberzirrhosepatienten mit reduzierter Eiweißzufuhr und Hepatitispatienten tauschen den Magerquark gegen 2 geh. EL Sahnequark (40 % Fett) und das Mineralwasser gegen 2 EL Schlagsahne aus. Den flüssigen Süßstoff können Sie gegen 2 TL Zucker austauschen.

Eine Portion enthält:
281 Kilokalorien
9 g Eiweiß
9 g Fett
41 g Kohlenhydrate
2,5 mg Eisen
0,4 mg Kupfer

Leckere Frühstücksideen 91

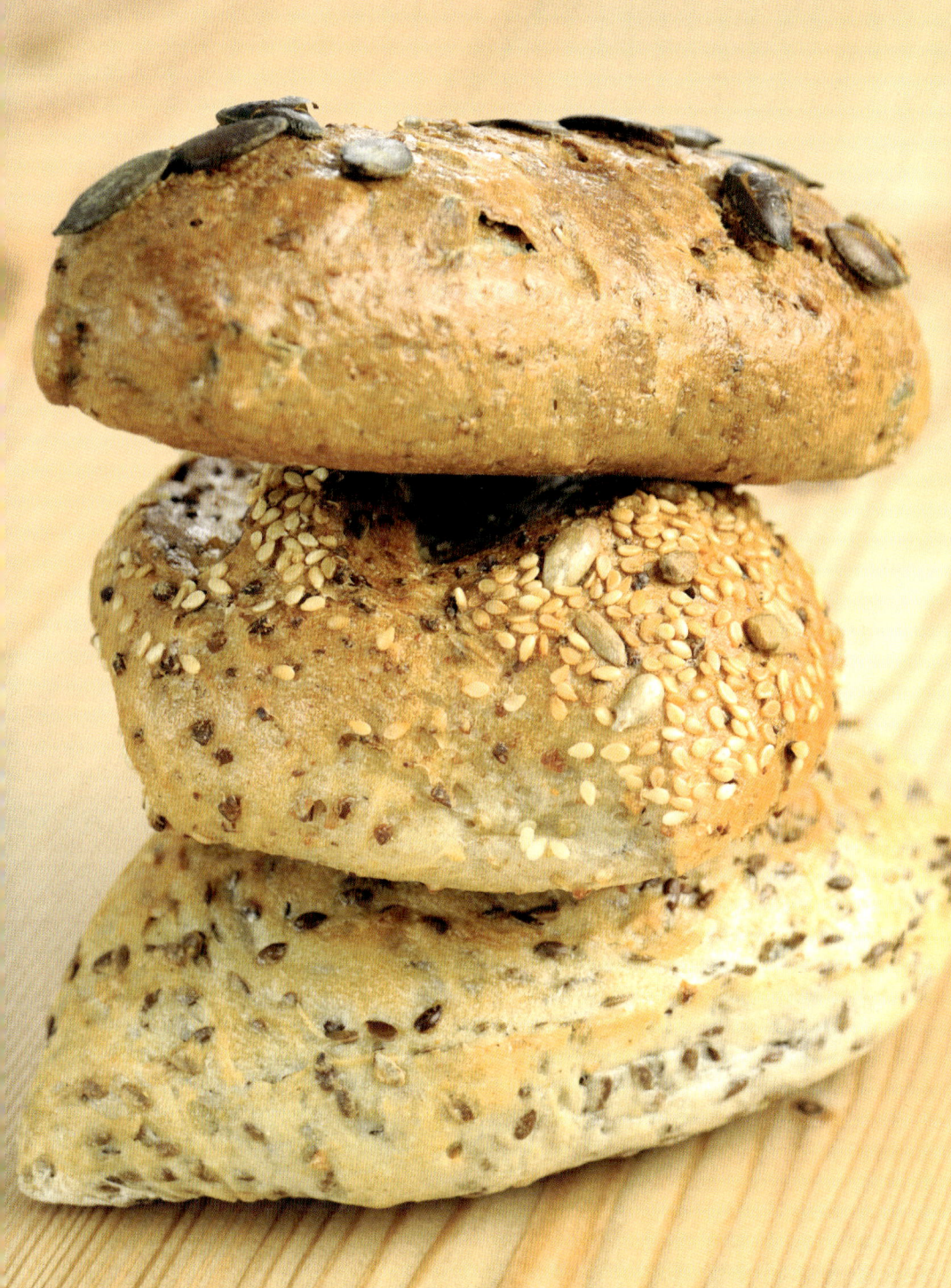

Fruchtiger Kefirshake
geht schnell

Zubereitungszeit: 10 Minuten

Eine Portion enthält:

134 Kilokalorien	16 g Kohlenhydrate
7 g Eiweiß	0,8 mg Eisen
4 g Fett	0,1 mg Kupfer

Zutaten für 2 Portionen
200 g Heidelbeeren
2 Becher Kefir, 1,5 % Fett (400 ml)
flüssiger Süßstoff
Vanillearoma

Zubereitung
1 Die Heidelbeeren waschen und verlesen.
2 Den Kefir mit den Beeren in einen Mixbecher geben. Mit einem Pürierstab gut vermixen und mit dem Süßstoff und dem Vanillearoma abschmecken.

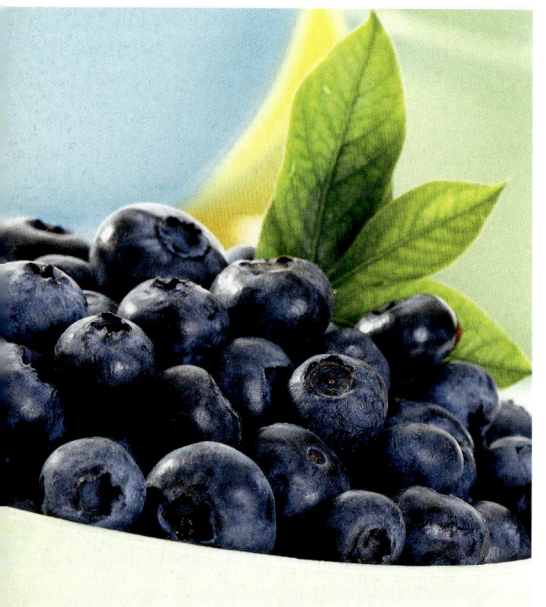

TIPPS UND HINWEISE

Der Kefirdrink ist eine erfrischende Zugabe zum Frühstück oder auch ein fruchtiges Getränk für zwischendurch. Dieses Rezept ist geeignet für Fettleber-, Gallenstein- und Leberzirrhosepatienten mit normaler Eiweißzufuhr. Hepatitis- und Leberzirrhosepatienten mit reduzierter Eiweißzufuhr tauschen den Kefir gegen 200 ml Vollmilch (3,5 % Fett) und 100 ml Schlagsahne aus. Anstelle des Süßstoffs verwenden Sie 2 EL Honig.

Eine Portion enthält:
312 Kilokalorien
5 g Eiweiß
19 g Fett
29 g Kohlenhydrate
1,1 mg Eisen
0,1 mg Kupfer

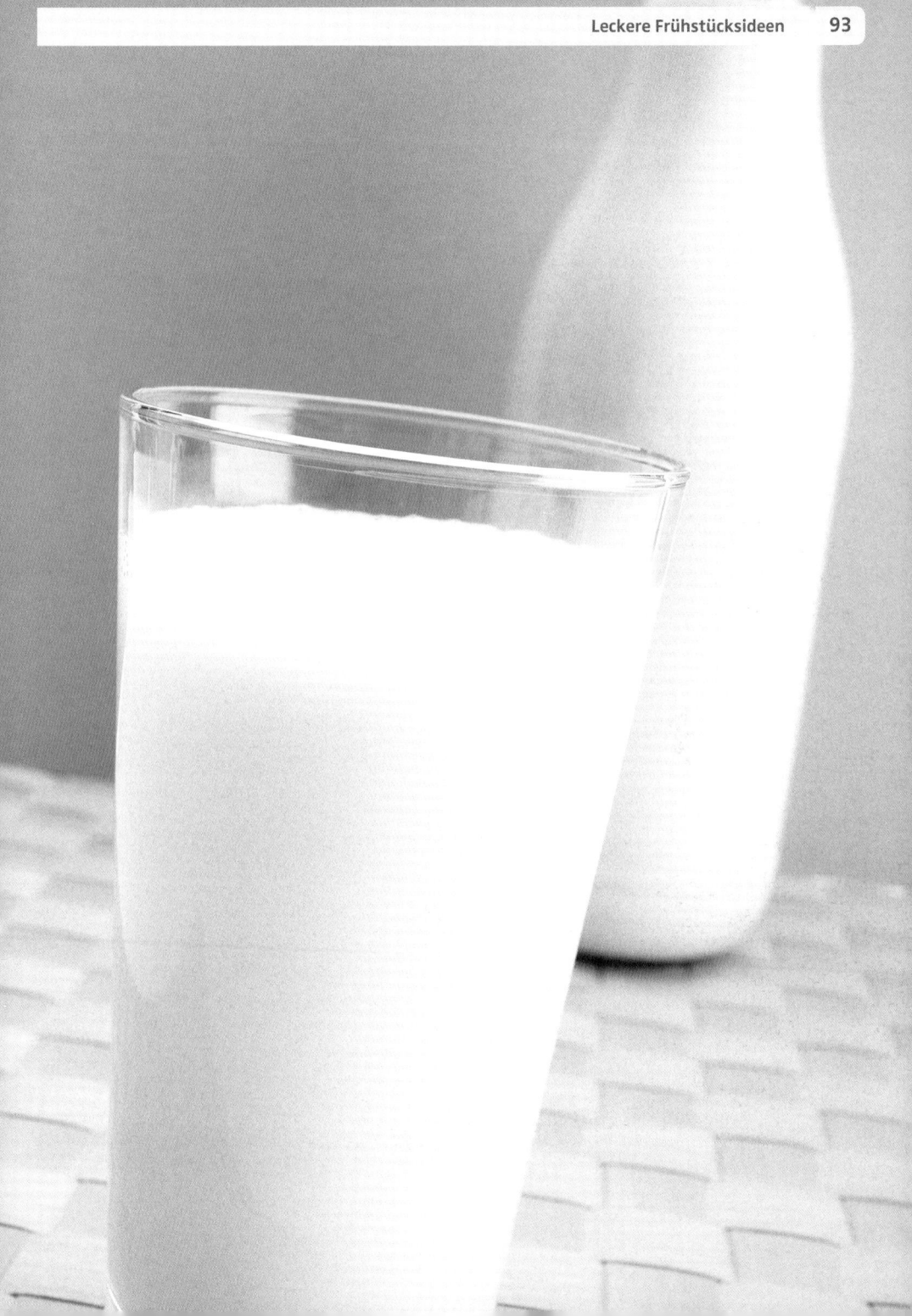

Sonntagsfrühstück
geht schnell

Zubereitungszeit: 10 Minuten

Eine Portion enthält:

367 Kilokalorien	60 g Kohlenhydrate
12 g Eiweiß	3,4 mg Eisen
8 g Fett	0,5 mg Kupfer

Zutaten für 2 Portionen

- 2 kleine Kiwis
- 2 Scheiben Vollkornbrot
- 2 Scheiben Vollkorntoast
- 2 geh. EL Hüttenkäse, Magerstufe
- 2 Tomaten
- 2 Zweige frischer Basilikum
- 2 TL Halbfettbutter
- 2 TL Honig

Zubereitung

1 Die Früchte halbieren.

2 Das Vollkornbrot mit dem Hüttenkäse bestreichen. Die Tomaten waschen, halbieren, die Stielansätze entfernen und die Tomatenhälften in Spalten schneiden.

3 Die beiden Vollkornbrote mit den Tomatenspalten und dem gewaschenem Basilikum garnieren.

4 Die Toastscheiben toasten, mit der Halbfettbutter und dem Honig bestreichen.

TIPPS UND HINWEISE

Dieses Rezept eignet sich für Fettleber- und Leberzirrhosepatienten mit normaler Eiweißzufuhr. Gallensteinpatienten vertragen als Streichfett sehr gut MCT-Margarine. Leberzirrhosepatienten mit reduzierter Eiweißzufuhr und Hepatitispatienten tauschen den Magerhüttenkäse gegen Sahnequark und verwenden normale Butter.

Eine Portion enthält:
422 Kilokalorien
10 g Eiweiß
15 g Fett
60 g Kohlenhydrate
3,4 mg Eisen
0,5 mg Kupfer

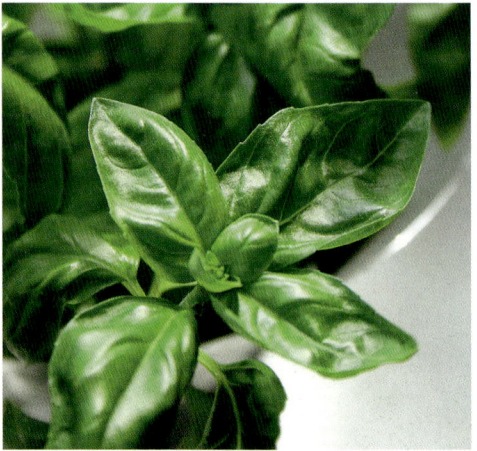

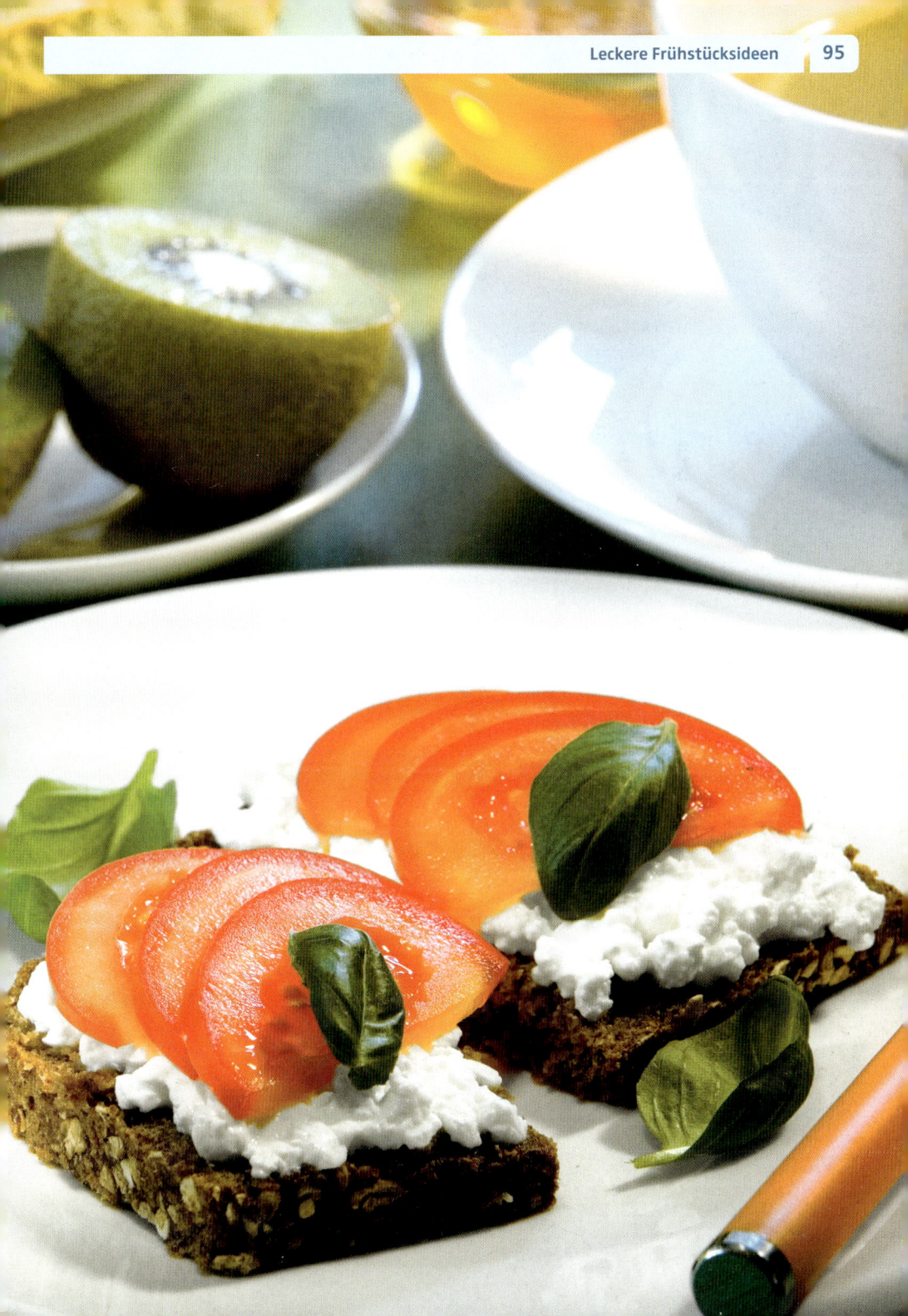

Vitamincocktail
gelingt leicht

Zubereitungszeit: 10 Minuten

Eine Portion enthält:

233 Kilokalorien	48 g Kohlenhydrate
4 g Eiweiß	1,9 mg Eisen
1 g Fett	0,4 mg Kupfer

Zutaten für 2 Portionen

2 Kiwis
2 Bananen
2 kleine Gläser frisch gepresster Orangensaft
2 kleine Gläser Multivitaminsaft

Zubereitung

1 Die Kiwis und die Bananen schälen und in einen Mixbecher geben. Mit einem Pürierstab das Obst gut zerkleinern. Vorsichtig die Säfte dazugeben und kräftig mixen.

2 In zwei große Gläser füllen und gleich servieren.

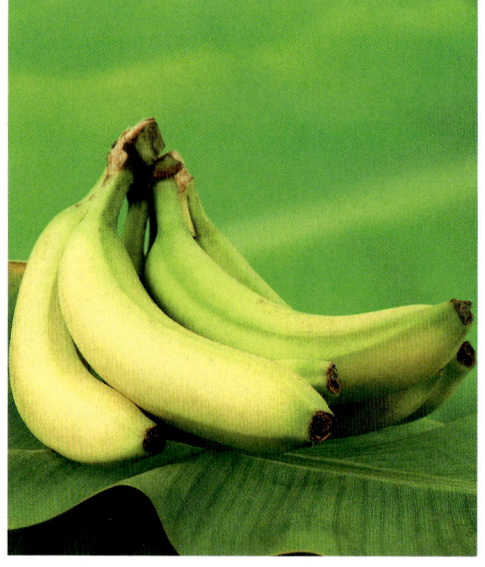

TIPPS UND HINWEISE

Der Fruchtcocktail enthält mehr als die Hälfte des Tagesbedarfs an Vitamin C. Es bietet sich an, solche Vitaminbomben in der nasskalten Jahreszeit als zusätzlichen Schutz vor Erkältungen zum Frühstück zu trinken. Dieses Rezept eignet sich für Fettleber-, Gallenstein- und Leberzirrhosepatienten. Hepatitispatienten geben zusätzlich noch 1 EL Schlagsahne in den Mixbecher.

Eine Portion enthält:
276 Kilokalorien
4 g Eiweiß
5 g Fett
49 g Kohlenhydrate
1,9 mg Eisen
0,4 mg Kupfer

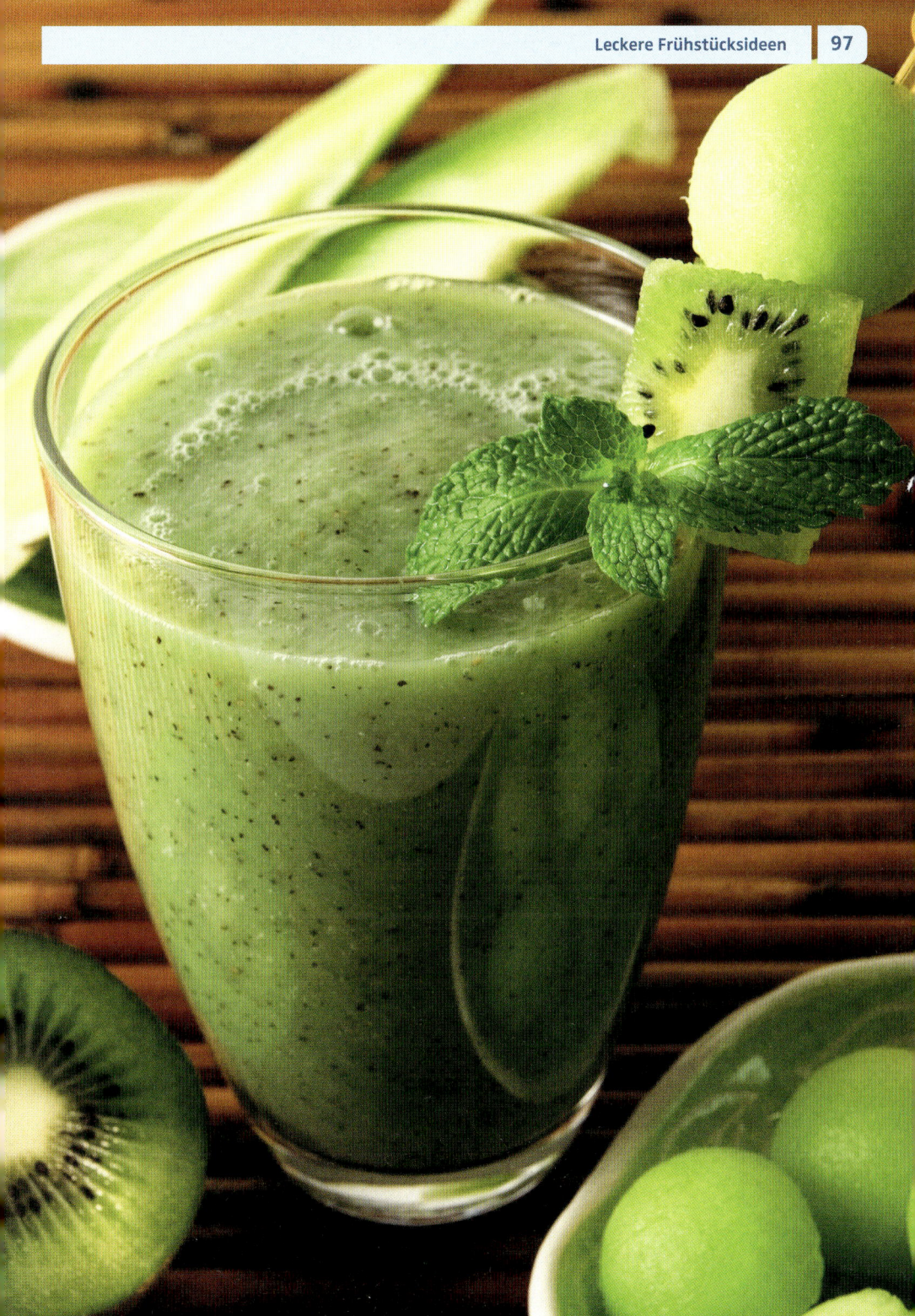

Frischer Birnenquark
geht schnell

Zubereitungszeit: 10 Minuten

Eine Portion enthält:

125 Kilokalorien	21 g Kohlenhydrate
9 g Eiweiß	0,6 mg Eisen
1 g Fett	0,2 mg Kupfer

Zutaten für 2 Portionen
- 4 geh. EL Magerquark
- 2 geh. EL Buttermilch, 1,5 % Fett
- Zimt
- flüssiger Süßstoff
- 2 mittlere Birnen
- 2 TL Zitronensaft

Zubereitung

1 Den Quark mit der Buttermilch verrühren.

2 Die Quarkmasse mit dem Zimt und dem Süßstoff abschmecken.

3 Die Birnen waschen, halbieren, das Kerngehäuse und den Strunk herausschneiden. Die Hälften gleich mit dem Zitronensaft beträufeln. Die Birnenhälften in kleine Stücke schneiden und vorsichtig unter die Quarkmasse mischen.

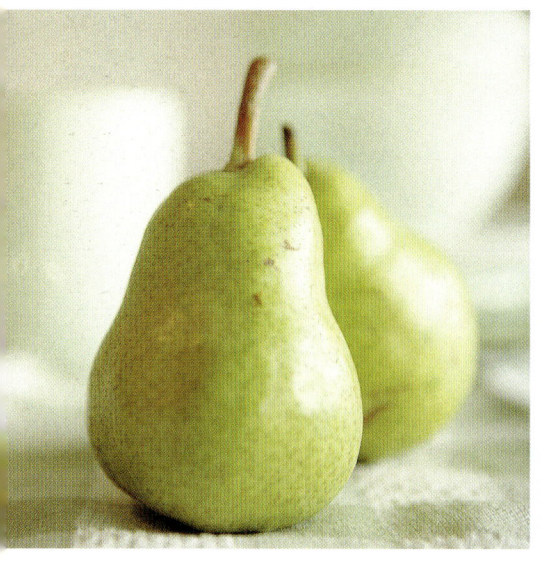

TIPPS UND HINWEISE

Probieren Sie den Fruchtquark als Brotbelag auf eine getoastete Scheibe Weizenvollkornbrot. Dieses Rezept ist geeignet für Leberzirrhosepatienten mit normaler Eiweißzufuhr, für Fettleber- und Gallensteinpatienten. Leberzirrhosepatienten tauschen den Magerquark durch Sahnequark aus. Anstelle der Buttermilch verwenden Sie 2 EL Schlagsahne. Statt des Süßstoffs können Sie auch 1 TL Zucker nehmen.

Eine Portion enthält:
263 Kilokalorien
7 g Eiweiß
16 g Fett
24 g Kohlenhydrate
0,5 mg Eisen
0,2 mg Kupfer

Schweizer Frühstück
gelingt leicht

Zubereitungszeit: 10 Minuten

Eine Portion enthält:

536 Kilokalorien	66 g Kohlenhydrate
25 g Eiweiß	4,8 mg Eisen
18 g Fett	0,8 mg Kupfer

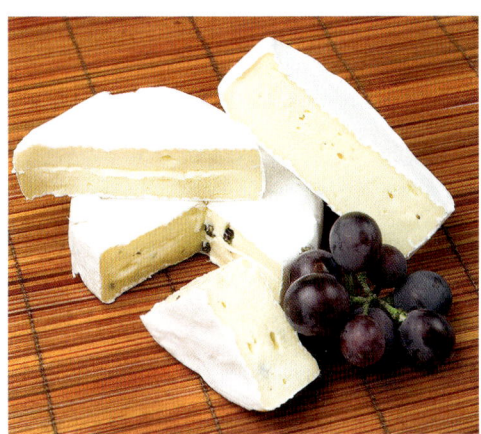

Zutaten für 2 Portionen
- 2 Scheiben Dinkelvollkornbrot
- 2 Scheiben Weizenvollkornbrot
- 4 Msp. Halbfettbutter oder Diätmargarine
- 2 Scheiben Gruyère, 45% F. i. Tr.
- 2 Portionen Weichkäse, 30 % F. i. Tr. (60 g)
- 200 g Weintrauben
- 2 Handvoll Erdbeeren

Zubereitung

1 Die Brotscheiben mit der Halbfettbutter oder der Diätmargarine bestreichen und jeweils eine Käsescheibe auf zwei Brotscheiben legen. Den Weichkäse in schmale Scheiben schneiden und auf die restlichen Brotscheiben verteilen.

2 Die Früchte waschen, die Erdbeeren putzen, halbieren und in schmale Scheiben schneiden. Die Trauben abzupfen. Die Brote mit dem Obst belegen und sofort servieren.

TIPPS UND HINWEISE

Dieses Rezept ist geeignet für Fettleber- und Leberzirrhosepatienten mit normaler Eiweißzufuhr. Leberzirrhosepatienten mit reduzierter Eiweißzufuhr und Hepatitispatienten tauschen die Halbfettbutter gegen normale Butter aus und erhöhen die Streichfettmenge auf 40 g. Weiterhin wählen sie als Käse 60 g Doppelrahmfrischkäse. Gallensteinpatienten tauschen die Halbfettbutter gegen MCT-Margarine. Patienten mit erhöhtem Cholesterinspiegel sollten auch bei der Auswahl ihres Streichfettes auf geeignete pflanzliche Fette achten. Daher empfehlen wir Ihnen bei erhöhten Blutcholesterinspiegeln die Verwendung von Diäthalbfettmargarine für dieses Rezept.

Eine Portion enthält:
577 Kilokalorien
13 g Eiweiß
28 g Fett
67 g Kohlenhydrate
4,7 mg Eisen
0,6 mg Kupfer

Kräuterkäse
geht schnell

Zubereitungszeit: 10 Minuten

Eine Portion enthält:

101 Kilokalorien	2 g Kohlenhydrate
8 g Eiweiß	0,3 mg Eisen
7 g Fett	0 mg Kupfer

Zutaten für 2 Portionen

4 EL körniger Frischkäse
2 EL Frischkäse, fettreduziert
2 Schalotten
1 EL gehackte Kräuter (z. B. Schnittlauch, Basilikum, Thymian)
1 EL gehackter Rucola
Salz, Pfeffer
Paprika, edelsüß

Zubereitung

1 Die beiden Frischkäsesorten in eine kleine Schüssel geben.

2 Die Schalotten schälen und in kleine Würfel schneiden. Die Kräuter zusammen mit den Zwiebelwürfeln unter den Frischkäse mischen. Mit den Gewürzen abschmecken und gleich servieren.

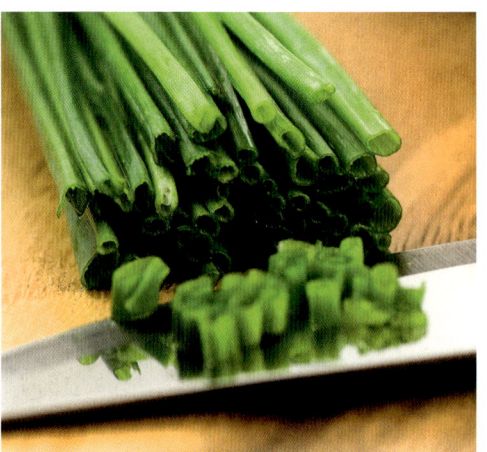

TIPPS UND HINWEISE

Dieses Rezept ist geeignet für Leberzirrhosepatienten mit normaler Eiweißzufuhr und für Fettleberpatienten. Gallensteinpatienten tauschen die Schalotten gegen 1 kleine Tomate. Anstelle des Schnittlauchs verwenden Sie Petersilie.
Leberzirrhosepatienten mit reduzierter Eiweißzufuhr und Hepatitispatienten tauschen den körnigen Frischkäse gegen 1 geh. EL Doppelrahmfrischkäse und 1 EL weiche Butter aus.

Eine Portion enthält:
215 Kilokalorien
4 g Eiweiß
22 g Fett
1 g Kohlenhydrate
0,3 mg Eisen
0 mg Kupfer

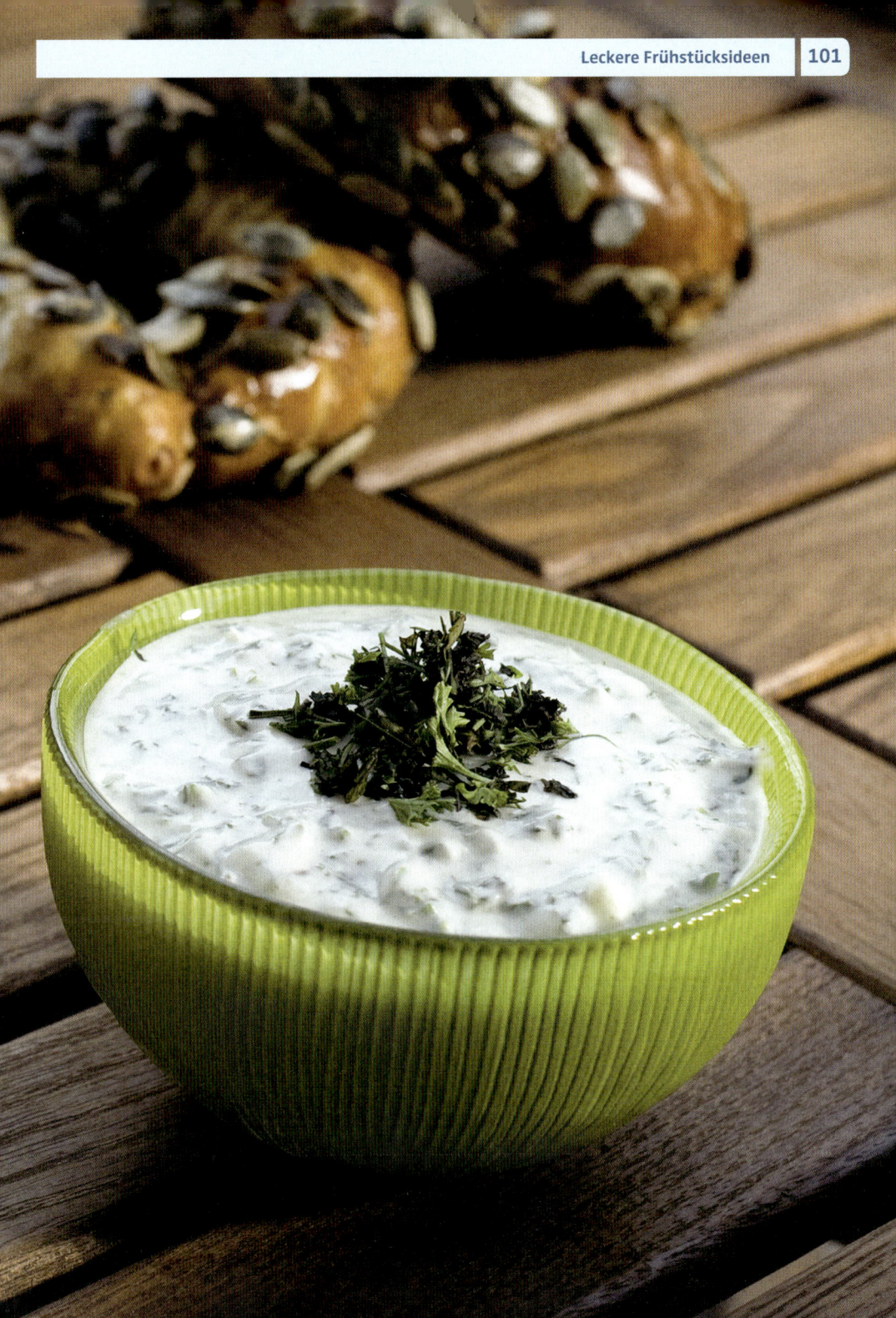

Rührei „Toskana"
geht schnell

Zubereitungszeit: 10 Minuten	
Eine Portion enthält:	
221 Kilokalorien	6 g Kohlenhydrate
14 g Eiweiß	1,9 mg Eisen
16 g Fett	0,2 mg Kupfer

Zutaten für 2 Portionen
2 kleine Hühnereier
1 rote Paprikaschote
2 EL Milch, 1,5 % Fett
Salz, Pfeffer
4 Blätter Basilikum
2 kleine Zweige Thymian
2 kleine Zweige Rosmarin
1 mittleres Stück Parmesan (30 g)
1 TL Olivenöl

Zubereitung

1 Die Eier in eine kleine Schüssel aufschlagen. Die Paprikaschoten waschen, halbieren, putzen und die Paprika in kleine Würfel schneiden.

2 Die Milch mit einem Schneebesen unter die Eier schlagen und mit den Gewürzen abschmecken.

3 Die Kräuter waschen, den Thymian und den Rosmarin von den Stängeln zupfen und alle Kräuter mit einem Küchenkrepp trockentupfen. Die Kräuter in feine Streifen schneiden und zusammen mit den Paprikawürfeln unter die Eimasse geben. Den Parmesan in feine Scheiben hobeln und ebenfalls unter die Ei-Paprikamasse rühren.

4 Das Öl in einer beschichteten Pfanne leicht erhitzen und die Eiermasse dazugeben. Die Masse mit einem Pfannenwender zu Rührei zerteilen und circa 3 Minuten anbraten.

TIPPS UND HINWEISE

Verwenden Sie zum Wenden in einer beschichteten Pfanne stets Holz- oder Plastikpfannenwender.
Dieses Rezept ist geeignet für Leberzirrhosepatienten mit normaler Eiweißzufuhr und für Fettleberpatienten. Gallensteinpatienten tauschen die Paprika gegen 2 kleine Tomaten aus. Leberzirrhosepatienten mit reduzierter Eiweißzufuhr und Hepatitispatienten streichen den Parmesan aus der Zutatenliste, verwenden anstelle von Milch 2 EL Schlagsahne und nehmen 1 EL Olivenöl.

Eine Portion enthält:
215 Kilokalorien
9 g Eiweiß
18 g Fett
6 g Kohlenhydrate
1,8 mg Eisen
0,2 mg Kupfer

Leckere Frühstücksideen | 103

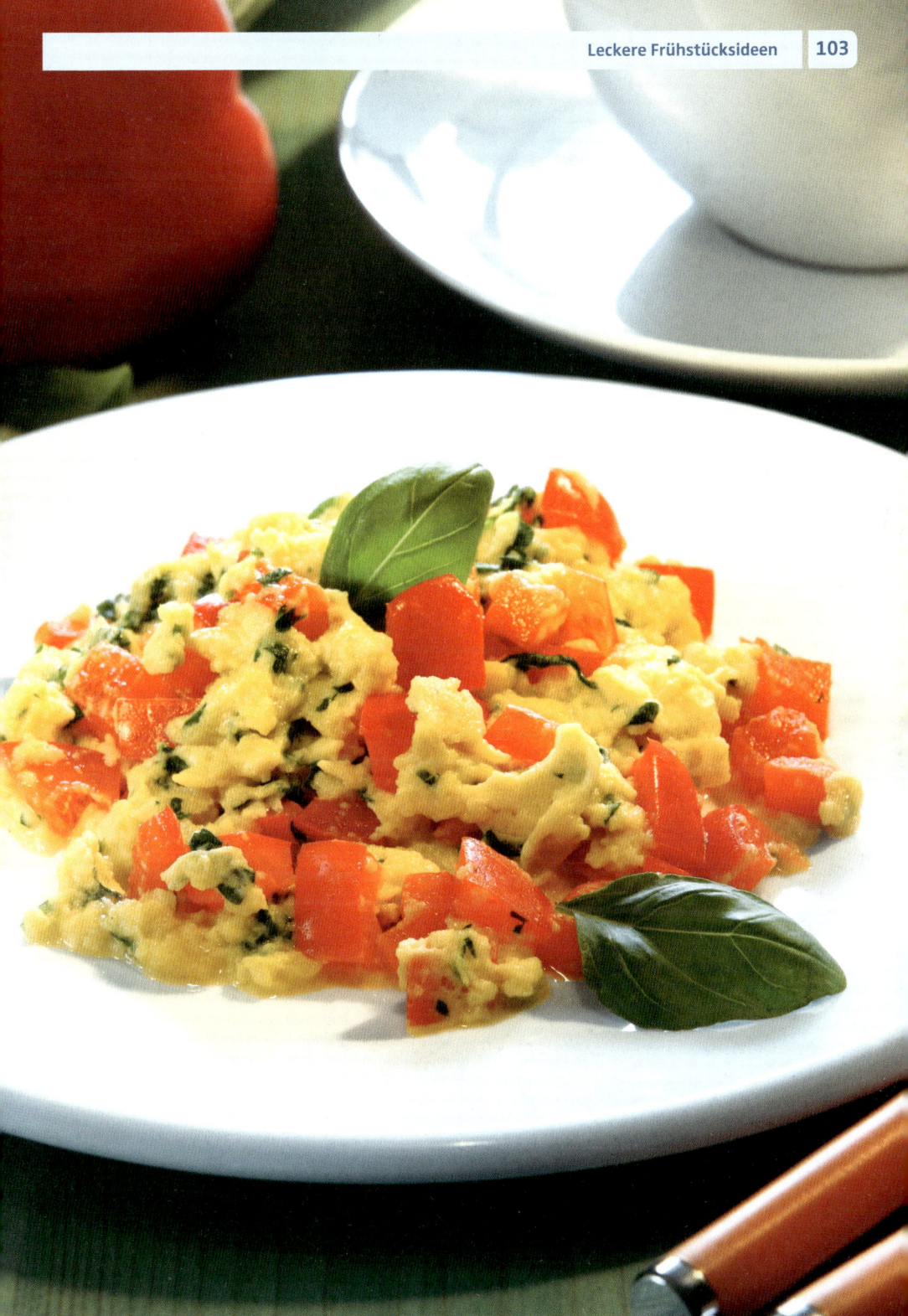

Rucola-Hüttenkäse
gelingt leicht

Zubereitungszeit: 45 Minuten

Eine Portion enthält:

70 Kilokalorien	3 g Kohlenhydrate
8 g Eiweiß	0,9 mg Eisen
3 g Fett	0 mg Kupfer

Zutaten für 2 Portionen

4 geh. EL Hüttenkäse, 20 % Fett
½ Bund Rucola
frische Kräuter (Kresse, Schnittlauch)
Salz, Pfeffer

Zubereitung

1 Den Hüttenkäse in eine kleine Schüssel geben.
2 Den Rucola waschen, verlesen und in schmale Streifen schneiden.
3 Die frischen Kräuter waschen und klein schneiden.
4 Alle Zutaten miteinander vermengen und mit Salz und Pfeffer abschmecken.

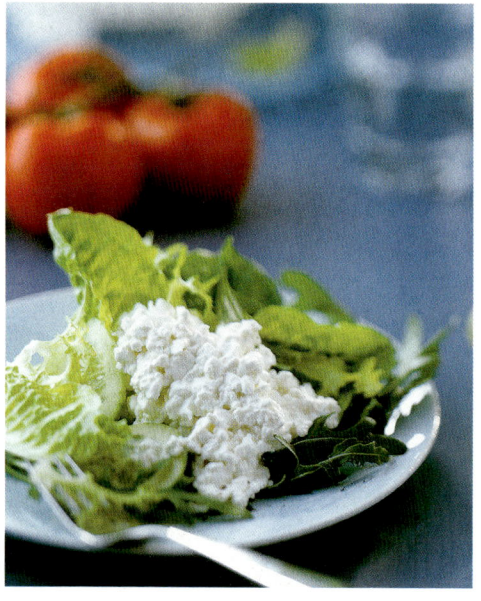

TIPPS UND HINWEISE

Dieses Rezept ist geeignet für Leberzirrhosepatienten mit normaler Eiweißzufuhr und für Fettleberpatienten. Gallensteinpatienten streichen den Schnittlauch und den Rucola aus der Zutatenliste und verwenden stattdessen Petersilie und Dill. Leberzirrhosepatienten mit reduzierter Eiweißzufuhr verwenden statt des Hüttenkäses 2 EL Doppelrahmfrischkäse und 2 EL Sahnequark.

Eine Portion enthält:
182 Kilokalorien
7 g Eiweiß
13 g Fett
3 g Kohlenhydrate
0,9 mg Eisen
0 mg Kupfer

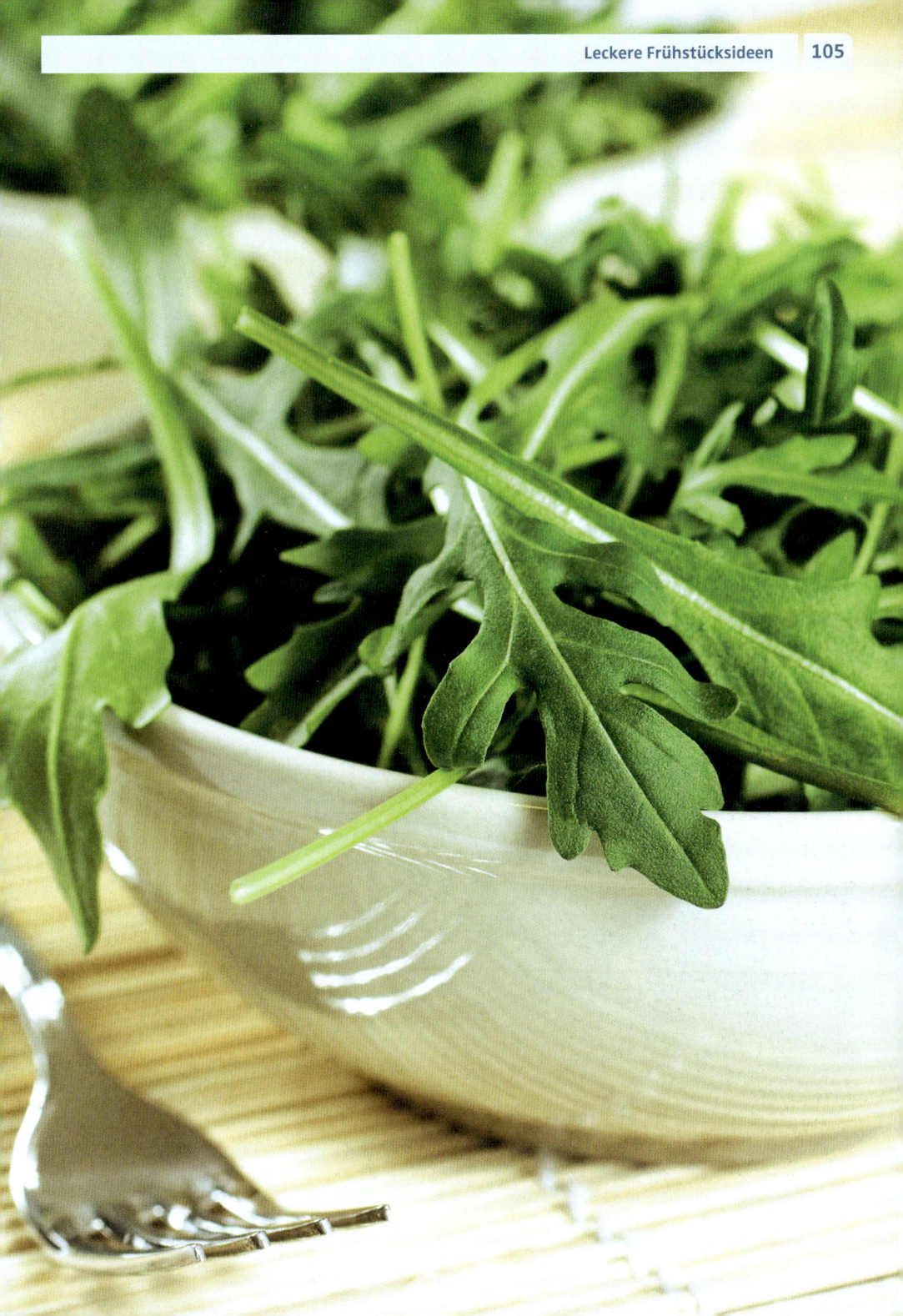

Sauerkirsch-Vanille-Konfitüre
gelingt leicht

Zubereitungszeit: 40 Minuten

Eine Portion (1 EL/20 g) enthält:

27 Kilokalorien	5 g Kohlenhydrate
0 g Eiweiß	0,1 mg Eisen
0 g Fett	0 mg Kupfer

Zutaten für 1,4 kg Konfitüre

1 kg entsteinte Sauerkirschen
2 Vanilleschoten
350 g Zucker oder Fruchtzucker
1 Packung Geliermittel für kalorienreduzierte Konfitüre

TIPPS UND HINWEISE

Dieses Rezept ist geeignet für Fettleber-, Hepatitis- und Leberzirrhosepatienten. Gallensteinpatienten testen die Verträglichkeit der Konfitüre vorsichtig aus. Ebenso eignen sich auch Erdbeeren oder Heidelbeeren für die Herstellung der Konfitüre.
Für eine Gelierprobe geben Sie 1–2 TL der heißen Fruchtmasse auf einen gekühlten Teller. Wird die Gelierprobe dicklich bzw. fest, so bekommt auch der Rest Ihrer Konfitüre genügend Festigkeit in den Gläsern.
Wünschen Sie eine stärkere Festigkeit, rühren Sie noch 1 Päckchen Zitronensäure unter die heiße Fruchtmasse und machen eine zweite Gelierprobe, ehe Sie die Konfitüre einfüllen.

Zubereitung

1 Die Kirschen in einen Kochtopf geben. Die Vanilleschoten der Länge nach aufschneiden, das Mark herauskratzen und zusammen mit den Schoten zu den Kirschen geben. Das abgewogene Süßungsmittel mit dem Gelfix mischen und mit den Früchten verrühren.

2 Die Masse unter ständigem Rühren bei starker Hitze zum Kochen bringen, mindestens 3 Minuten sprudelnd kochen lassen und von der Kochstelle nehmen. Die Vanilleschoten aus der Konfitüre herausnehmen.

3 Die Konfitüre evtl. abschäumen und sofort randvoll in vorbereitete Gläser füllen. Mit Twist-Off-Deckeln verschließen und auf dem Deckel stehen lassen.

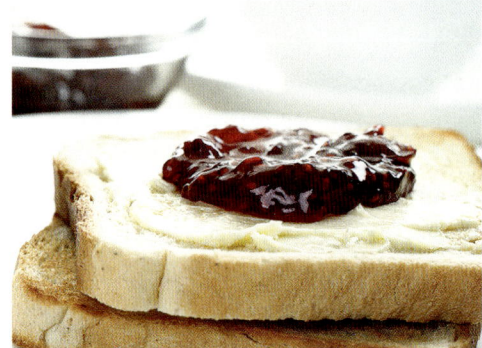

Birnen-Zimt-Gelee
gelingt leicht

Zubereitungszeit: 40 Minuten

Eine Portion (1 EL/20 g) enthält:

21 Kilokalorien	5 g Kohlenhydrate
0 g Eiweiß	0,1 mg Eisen
0 g Fett	0 mg Kupfer

TIPPS UND HINWEISE

Dieses Rezept ist geeignet für Fettleber-, Hepatitis-, Gallenstein- und Leberzirrhosepatienten.
Für eine Gelierprobe geben Sie 1–2 TL der heißen Fruchtmasse auf einen gekühlten Teller. Wird die Gelierprobe dicklich bzw. fest, so bekommt auch der Rest Ihres Gelees genügend Festigkeit in den Gläsern.
Wünschen Sie eine stärkere Festigkeit, rühren Sie noch 1 Päckchen Zitronensäure unter die heiße Fruchtmasse und machen eine zweite Gelierprobe, ehe Sie die Konfitüre einfüllen.
Für eine schöne Optik geben Sie in jedes Glas vor dem Einfüllen des Gelees ein kleines Stück Zimtstange.

Zutaten für 1,4 kg Gelee

- 1 l Birnensaft
- 1 Zitrone (unbehandelt)
- 1 Packung Geliermittel für kalorienreduzierte Konfitüre
- 350 g Zucker oder Fruchtzucker
- Zimt

Zubereitung

1 Den Birnensaft in einen großen Topf geben. Die Zitrone auspressen und den Saft dazugeben.

2 Das Geliermittel und das Süßungsmittel mit dem Schneebesen einrühren. Alles unter Rühren zum Kochen bringen und mindestens 3 Minuten sprudelnd kochen lassen.

3 Das Gelee mit dem Zimtpulver abschmecken und sofort randvoll in vorbereitete Gläser füllen und mit Twist-Off-Deckeln verschließen. Die Gläser umdrehen und auf dem Deckel stehen lassen.

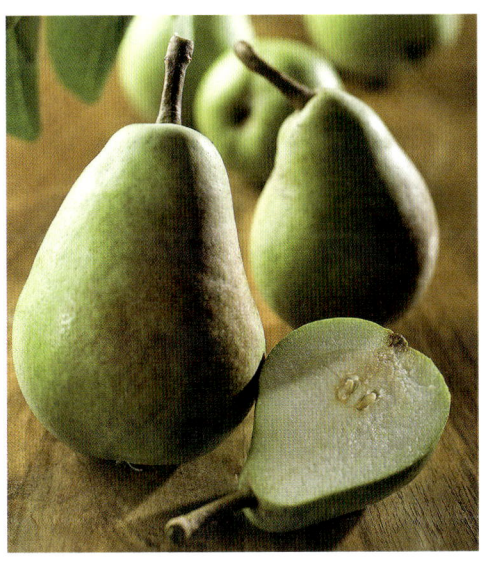

Erdbeer-Rhabarber-Konfitüre
gelingt leicht

Zubereitungszeit: 30 Minuten

Eine Portion (1 EL/20 g) enthält:

26 Kilokalorien	5 g Kohlenhydrate
0 g Eiweiß	0,1 mg Eisen
0 g Fett	0 mg Kupfer

Zutaten für 1,5 kg Konfitüre

500 g Erdbeeren
500 g Rhabarber
1 Vanilleschote
1 Msp. Zimt
1 Pck. Zitronensäure
350 g Zucker oder Fruchtzucker
1 Packung Geliermittel für kalorienreduzierte Konfitüre

Zubereitung

1 Die Erdbeeren verlesen, waschen und abtropfen lassen. Den Rhabarber waschen, putzen, schälen und in kleine Stücke schneiden.

2 Die Früchte, das ausgekratzte Vanillemark, die Vanilleschote und die Zitronensäure in einen Kochtopf geben. Das abgewogene Süßungsmittel mit dem Gelfix mischen und mit den Früchten verrühren.

3 Die Masse unter ständigem Rühren bei starker Hitze zum Kochen bringen, mindestens 3 Minuten sprudelnd kochen lassen und von der Kochstelle nehmen.

4 Die Konfitüre evtl. abschäumen und sofort randvoll in vorbereitete Gläser füllen. Mit Twist-Off-Deckeln verschließen und auf dem Deckel stehen lassen.

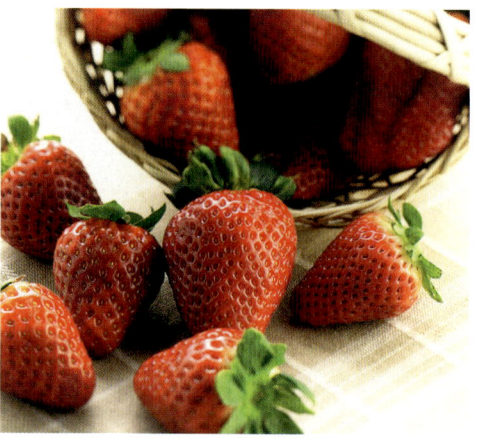

> **TIPPS UND HINWEISE**
>
> Dieses Rezept ist geeignet für Fettleber-, Hepatitis-, Gallenstein- und Leberzirrhosepatienten.
> Für eine Gelierprobe geben Sie 1–2 TL der heißen Fruchtmasse auf einen gekühlten Teller. Wird die Gelierprobe dicklich bzw. fest, so bekommt auch der Rest Ihrer Konfitüre genügend Festigkeit in den Gläsern. Wünschen Sie eine stärkere Festigkeit, rühren Sie noch 1 Päckchen Zitronensäure unter die heiße Fruchtmasse und machen eine zweite Gelierprobe, ehe Sie die Konfitüre einfüllen.

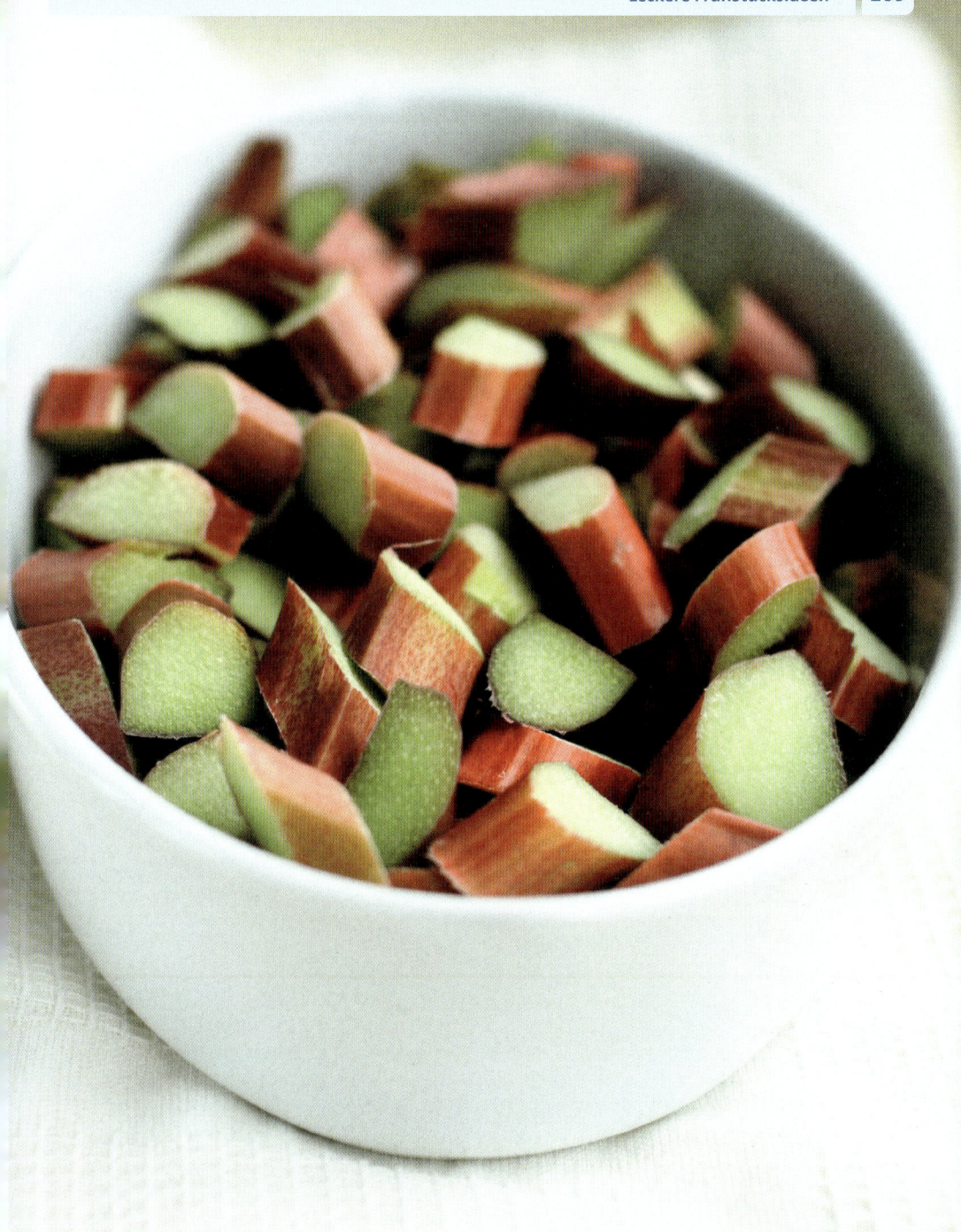

HERZHAFTE MITTAGESSEN

Hähnchenfilet mit Kräuterkruste
geht schnell

Zubereitungszeit: 40 Minuten	
Eine Portion enthält:	
229 Kilokalorien	3 g Kohlenhydrate
33 g Eiweiß	1,5 mg Eisen
9 g Fett	0,2 mg Kupfer

Zutaten für 2 Portionen

2 kleine Hähnchenfilets (ca. 260 g)
1 kleine Zwiebel
1 Knoblauchzehe
3 TL Olivenöl
2 TL Paniermehl
2 EL Milch, 1,5 % Fett
Kräuter der Provence
½ TL Senf
Salz, Pfeffer
gem. Koriander

Zubereitung

1 Die Hähnchenfilets in 1 ½ TL Olivenöl anbraten und in eine flache feuerfeste Form legen. Den Backofen auf 200 °C (Umluft 160 °C) vorheizen.

2 Die Zwiebel und die Knoblauchzehe schälen und feinwürfeln. Das übrige Öl in die Pfanne geben und die Zwiebel und Knoblauchwürfel darin glasig dünsten. Das Paniermehl dazugeben und kurz anrösten. Die Pfanne vom Herd nehmen und die Milch und die Kräuter unterrühren. Mit Senf, Salz und den Gewürzen abschmecken.

3 Die Kräuterpaste auf die beiden Hähnchenfilets streichen und für 10–15 Minuten im Ofen garen.

> **TIPPS UND HINWEISE**
>
> Als Beilage empfehlen wir Ihnen unsere Spaghetti Toskana. Rezept siehe Seite 126. Dieses Rezept ist geeignet für Leberzirrhosepatienten mit normaler Eiweißzufuhr und Fettleberpatienten. Leberzirrhosepatienten mit reduzierter Eiweißzufuhr und Hepatitispatienten reduzieren den Fleischanteil auf 100 g und erhöhen die Ölmenge auf 1 EL. Gallensteinpatienten streichen die Zwiebel und den Knoblauch aus der Zutatenliste. Stattdessen verwenden Sie 1 Stück Zucchini.
>
> **Eine Portion enthält:**
> 259 Kilokalorien
> 25 g Eiweiß
> 16 g Fett
> 3 g Kohlenhydrate
> 1,2 mg Eisen
> 0,2 mg Kupfer

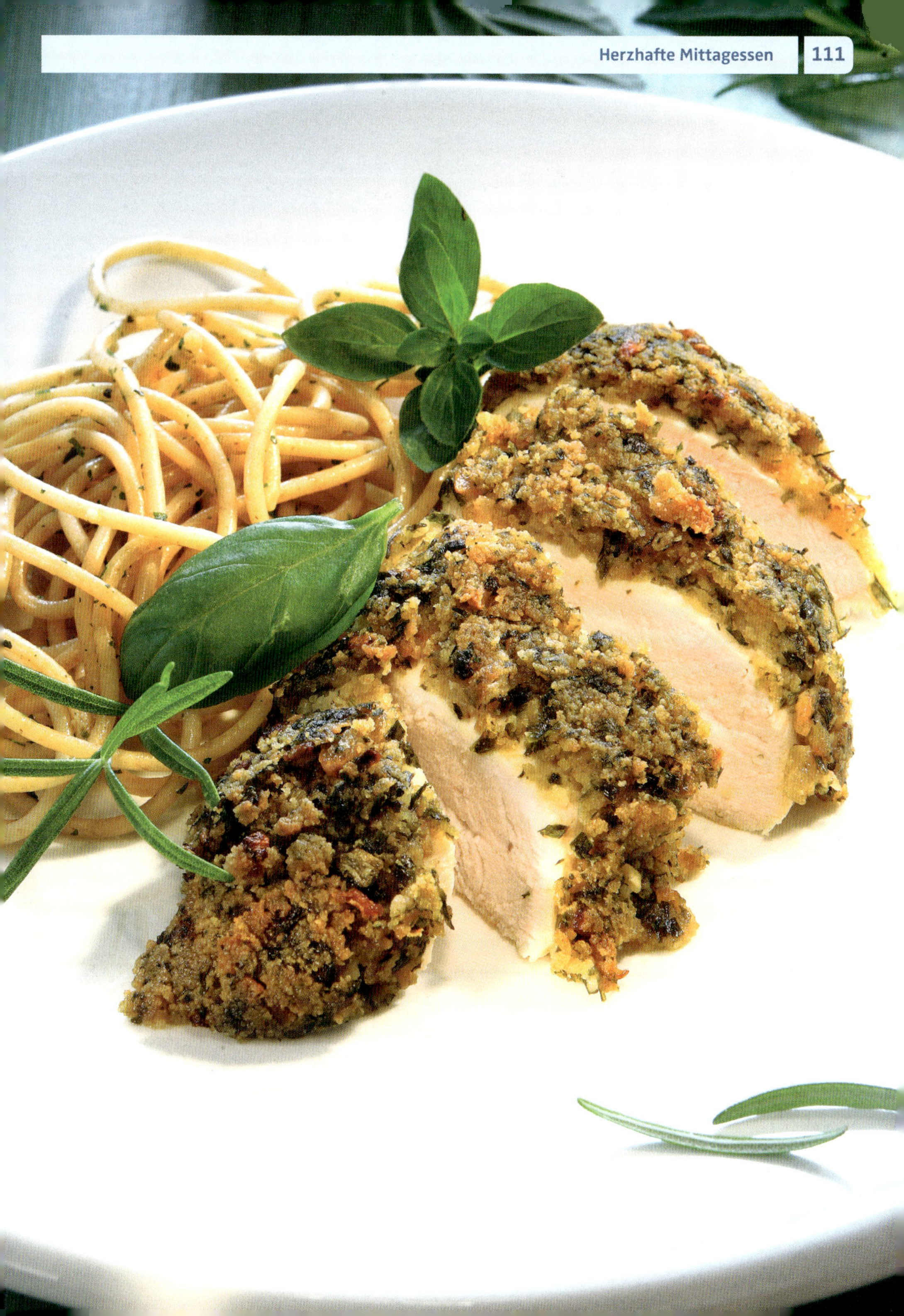

Herzhafte Mittagessen

Schnitzel-Zucchini-Röllchen

geht schnell

Zubereitungszeit: 30 Minuten	
Eine Portion enthält:	
271 Kilokalorien	9 g Kohlenhydrate
27 g Eiweiß	3,2 mg Eisen
14 g Fett	0,2 mg Kupfer

Zutaten für 2 Portionen

2 kleine Schweineschnitzel (ca. 200 g)
Salz, Pfeffer
1 kleine Zucchini (ca. 200 g)
1 mittlere Tomate
2 TL Olivenöl
1 TL Tomatenmark
4 EL Kondensmilch, 7,5 % Fett
4 EL Milch, 1,5 % Fett
1 Knoblauchzehe
2 Zweige Basilikum

Zubereitung

1 Die Schweineschnitzel mit Salz und Pfeffer von beiden Seiten würzen. Die Zucchini waschen, putzen und in schmale Scheiben schneiden, auf den beiden Schnitzeln verteilen, die Schnitzel fest zusammenrollen und mit jeweils einem Zahnstocher zusammenstecken.

2 Die Tomate waschen, den Strunkansatz herausschneiden und die Tomate in kleine Würfel schneiden.

3 Das Öl in einer beschichteten Pfanne erhitzen und die beiden Röllchen von allen Seiten anbraten. Das Tomatenmark kurz mitbraten, die Tomatenwürfelchen dazugeben und mit der Kondensmilch und der Milch aufgießen. Kurz aufkochen lassen und circa 5 Minuten köcheln lassen. Die Soße mit Salz und Pfeffer abschmecken.

4 Die Knoblauchzehe schälen, durch eine Presse drücken und zu der Soße geben. Die Basilikumblättchen vom Stängel zupfen und in feine Streifen schneiden, kurz vor dem Servieren zu der Soße geben.

> **TIPPS UND HINWEISE**
>
> Dieses Rezept ist geeignet für Fettleber- und Leberzirrhosepatienten mit normaler Eiweißzufuhr. Leberzirrhosepatienten mit reduzierter Eiweißzufuhr und Hepatitispatienten reduzierten die Fleischmenge auf 80 g pro Portion, ersetzen die Milch durch die gleiche Menge Schlagsahne und erhöhen den Ölanteil auf 1 EL. Gallensteinpatienten streichen die Knoblauchzehe aus der Zutatenliste.
>
> **Eine Portion enthält:**
> 343 Kilokalorien
> 22 g Eiweiß
> 24 g Fett
> 9 g Kohlenhydrate
> 3,0 mg Eisen
> 0,2 mg Kupfer

Herzhafte Mittagessen 113

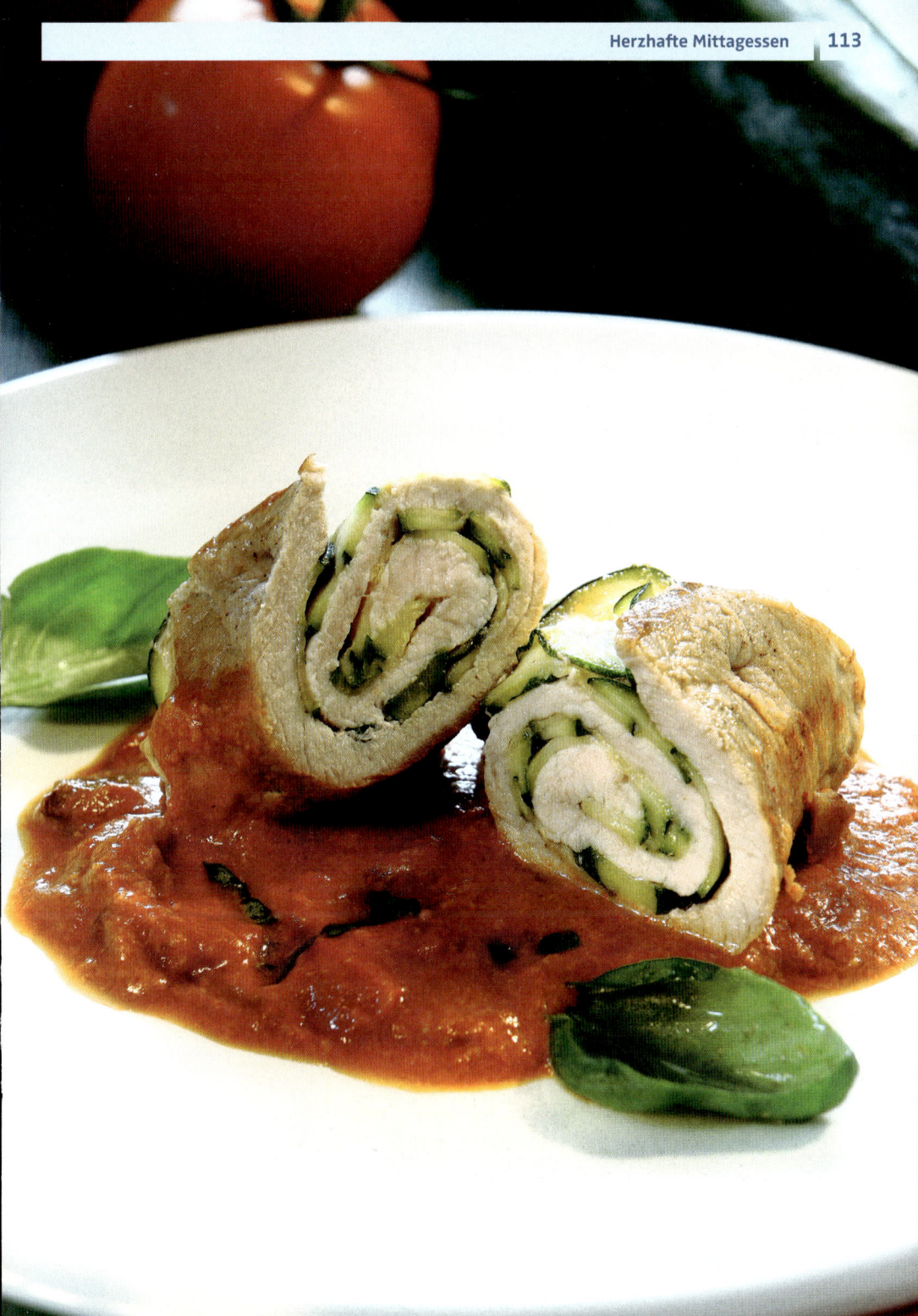

Hähnchen „Asia"

lässt sich gut vorbereiten

Zubereitungszeit: 20 Minuten
Marinierzeit: 30 Minuten

Eine Portion enthält:
381 Kilokalorien	22 g Kohlenhydrate
41 g Eiweiß	4,8 mg Eisen
14 g Fett	0,8 mg Kupfer

Zutaten für 2 Portionen

- 2 Hähnchenbrustfilets (ca. 250 g)
- 2 EL Sojasoße
- 2 TL Stärke
- 2 TL Honig
- 2 TL Sojaöl
- 1 Knoblauchzehe
- 2 Handvoll Broccoli (ca. 300 g)
- 1 rote Paprikaschote
- ½ kleiner Kopf Chinakohl
- Salz, Pfeffer
- Koriander
- Kurkuma (Gelbwurz)
- 1 EL gehackte Cashewnüsse

Zubereitung

1 Die Hähnchenbrustfilets in schmale Streifen schneiden. Die Sojasoße mit der Stärke und dem Honig glatt rühren und über die Hähnchenstreifen gießen. 30 Minuten ziehen lassen.

2 Die Knoblauchzehe schälen und feinhacken. Die Broccoliröschen putzen, die Paprikaschote waschen, putzen und in schmale Streifen schneiden. Aus dem Chinakohl den Strunk herausschneiden, den Salat in Streifen schneiden und kurz in kaltem Wasser waschen.

3 Das Öl in einer beschichteten Pfanne erhitzen und die abgetropften Hähnchenstreifen darin scharf von allen Seiten anbraten. Das Fleisch herausnehmen und warmstellen.

4 Die Knoblauchwürfel im Bratfett anbraten und die Gemüsestücke dazugeben und mitbraten. Mit der Marinade aufgießen und mit den Gewürzen abschmecken. Das Fleisch und die Nüsse dazugeben und untermengen.

TIPPS UND HINWEISE

Als Beilage eignet sich zu diesem Gericht sehr gut Wildreis.
Leberzirrhosepatienten mit reduzierter Eiweißzufuhr und Hepatitispatienten verwenden pro Portion 100 g Fleisch und erhöhen die Ölmenge auf 1 EL Sojaöl.

Eine Portion enthält:
382 Kilokalorien
35 g Eiweiß
17 g Fett
22 g Kohlenhydrate
4,8 mg Eisen
0,8 mg Kupfer

Grüne Rindfleischpfanne
gelingt leicht

Zubereitungszeit: 30 Minuten

Eine Portion enthält:

293 Kilokalorien	6 g Kohlenhydrate
40 g Eiweiß	6,8 mg Eisen
12 g Fett	0,4 mg Kupfer

Zutaten für 2 Portionen

1 mittleres Stück Rinderfilet (ca. 200 g)
Pfeffer
1 Knoblauchzehe
2 TL Rapsöl
1 Handvoll Broccoli (ca. 200 g)
1 Zucchini (ca. 300 g)
1 Tasse Gemüsebrühe
Salz
2 Ecken Schmelzkäse, 30 % F. i. Tr.

Zubereitung

1 Das Fleisch in feine Streifen schneiden und mit dem Pfeffer würzen.

2 Die Knoblauchzehe schälen und fein würfeln. Das Öl in einer beschichteten Pfanne erhitzen und die Knoblauchwürfel darin andünsten. Die Rinderstreifen dazugeben und mitbraten.

3 Die Gemüse putzen, waschen und den Broccoli in kleine Röschen teilen. Die Zucchini in schmale Ringe schneiden.

4 Die Gemüsestücke zum Fleisch geben und kurz mitbraten, mit der Brühe aufgießen und mit Salz abschmecken. Den Schmelzkäse unterrühren und nochmal kurz aufkochen lassen.

TIPPS UND HINWEISE

Als Beilage empfehlen wir Ihnen unsere süßen Kartoffeln, Rezept siehe Seite 127. Es eignen sich natürlich auch viele andere Gemüsesorten, wie z. B. Romanesco, grüne Stangenbohnen, Spinat, Erbsen, Frühlingszwiebeln.
Dieses Rezept ist geeignet für Leberzirrhosepatienten mit normaler Eiweißzufuhr, Gallenstein- und Fettleberpatienten. Leberzirrhosepatienten mit reduzierter Eiweißzufuhr und Hepatitispatienten rechnen pro Portion 80 g Fleisch und verwenden etwas fetteres Fleisch. Statt Broccoli verwenden Sie zwei grüne Paprikaschoten. Sie erhöhen den Ölanteil auf 1 EL und verwenden anstelle von Schmelzkäse die gleiche Menge Schlagsahne.

Eine Portion enthält:
316 Kilokalorien
27 g Eiweiß
20 g Fett
7 g Kohlenhydrate
5,7 mg Eisen
0,3 mg Kupfer

Spinatauflauf
braucht etwas mehr Zeit

Zubereitungszeit: 50 Minuten	
Eine Portion enthält:	
387 Kilokalorien	5 g Kohlenhydrate
36 g Eiweiß	10,9 mg Eisen
24 g Fett	0,4 mg Kupfer

Zutaten für 2 Portionen
1 kleine blaue Zwiebel
½ kleine Knoblauchzehe
2 TL Olivenöl
2 kleine Portionen mageres Hackfleisch (ca. 160 g)
Salz, Pfeffer Basilikum, Majoran, Thymian
400 g Blattspinat
Muskat
2 große Tomaten
2 Scheiben mittelalter Gouda, 45 % F. i. Tr. (60 g)

Zubereitung

1 Die Zwiebel und die Knoblauchzehe schälen und feinwürfeln. Das Öl in einem kleinen Topf erhitzen und die Zwiebel- und Knoblauchwürfel darin andünsten. Das Hackfleisch dazugeben und mitbraten. Die Masse mit den Gewürzen und Kräutern abschmecken.

2 Die Fleischmasse in eine feuerfeste Auflaufform füllen, den Blattspinat auf der Masse verteilen und mit Muskat würzen. Den Backofen auf 200 °C vorheizen.

3 Die Tomaten waschen, den Stängelansatz herausschneiden und die Tomaten in Scheiben schneiden. Die Tomatenscheiben auf dem Spinat verteilen. Den Käse auf die Tomatenschicht legen und den Auflauf auf der mittleren Schiene circa 20 Minuten garen. Am Ende der Garzeit den Backofen ausschalten und noch weitere 10 Minuten nachgaren.

TIPPS UND HINWEISE

Als Beilage empfehlen wir Ihnen einen knackigen Eisbergsalat mit Cocktailtomaten und frischem Basilikum. Dieses Rezept ist geeignet für Fettleber- und Leberzirrhosepatienten mit normaler Eiweißzufuhr. Leberzirrhosepatienten mit reduzierter Eiweißzufuhr und Hepatitispatienten erhöhen den Ölanteil auf 2 EL, geben nach dem Anbraten 2 EL Schlagsahne zur Hackfleischmasse und streichen den Gouda aus der Zutatenliste. Gallensteinpatienten streichen Zwiebel und Knoblauchzehe.

Eine Portion enthält:
409 Kilokalorien
29 g Eiweiß
30 g Fett
6 g Kohlenhydrate
10,9 mg Eisen
0,4 mg Kupfer

Thunfischsoße mit Oliven
geht schnell

> **Zubereitungszeit: 20 Minuten**
>
> **Eine Portion enthält:**
>
> 223 Kilokalorien   7 g Kohlenhydrate
> 12 g Eiweiß   1,6 mg Eisen
> 16 g Fett   0,2 mg Kupfer

Zutaten für 2 Portionen
1 kleine blaue Zwiebel
1 kleine Knoblauchzehe
1 große Tomate
4 kleine getrocknete Tomaten
2 TL Olivenöl
1 TL Tomatenmark
8 EL pass. Tomaten (Tetrapak/Dose)
Salz, Pfeffer
frische Kräuter (z. B. Basilikum, Thymian, Rosmarin, Majoran)
1 Dose Thunfisch, naturell (ohne Öl)
2 EL schwarze Oliven

Zubereitung
1 Die Zwiebel und die Knoblauchzehe schälen und fein würfeln. Die Tomate waschen, den Strunkansatz entfernen und die Tomate in Würfel schneiden. Die getrocknete Tomate in schmale Streifen schneiden.

2 Das Öl in einem kleinen Topf erhitzen, die Zwiebel- und Knoblauchwürfel und die getrockneten Tomatenstreifen darin andünsten. Die frischen Tomatenwürfel, das Tomatenmark und die passierten Tomaten dazugeben und aufkochen lassen. Die Soße mit den Gewürzen abschmecken.

3 Die Kräuter von den Stängeln zupfen und feinschneiden.

4 Den Thunfisch abtropfen lassen und zusammen mit den Oliven zu der Soße geben, kurz vor dem Servieren die gehackten Kräuter untermengen.

> **TIPPS UND HINWEISE**
>
> Genießen Sie die Soße zu frischer Pasta oder Gnocchi.
> Dieses Rezept ist geeignet für Fettleber- und Leberzirrhosepatienten mit normaler Eiweißzufuhr.
> Leberzirrhosepatienten mit reduzierter Eiweißzufuhr und Hepatitispatienten verwenden Thunfisch in Öl eingelegt und erhöhen den Ölanteil auf 1 EL. Gallensteinpatienten streichen die Zwiebel, den Knoblauch und die Oliven aus der Zutatenliste.
>
> **Eine Portion enthält:**
> 349 Kilokalorien
> 10 g Eiweiß
> 32 g Fett
> 7 g Kohlenhydrate
> 1,5 mg Eisen
> 0,2 mg Kupfer

Geschnetzeltes mit Mangold
gut vorzubereiten

Zubereitungszeit: 30 Minuten

Eine Portion enthält:

378 Kilokalorien	16 g Kohlenhydrate
38 g Eiweiß	6,8 mg Eisen
20 g Fett	0,7 mg Kupfer

Zutaten für 2 Portionen

- 4 Frühlingszwiebeln
- Salz, Pfeffer
- ½ TL Paprikapulver
- 2 kleine Kalbsschnitzel, in Streifen geschnitten (ca. 200 g)
- 200 g Austernpilze
- 1 kleine Knoblauchzehe
- 2 TL Rapsöl
- 1 TL Tomatenmark
- 1 kleine Tasse Kalbsfond (ca. 200 ml)
- Muskatnuss
- 300 g Mangold
- 2 EL Frischkäse, fettreduziert

Zubereitung

1 Die Frühlingszwiebeln waschen, putzen und in schmale Ringe schneiden.

2 Aus dem Salz, dem Pfeffer und dem Paprikapulver eine Gewürzmischung herstellen und die Kalbstreifen in dem Gewürzpulver wenden.

3 Die Pilze putzen und in schmale Streifen schneiden. Die Knoblauchzehe schälen und feinwürfeln.

4 Das Öl in einer beschichteten Pfanne erhitzen und die Frühlingszwiebeln darin andünsten. Die Fleischstreifen dazugeben und circa 1–2 Minuten mitbraten.

5 Die Pilze, die Knoblauchwürfel, das Tomatenmark und den Kalbsfond zugeben und bei starker Hitze eine Minute kochen lassen. Mit Muskatnuss abschmecken.

6 Den Mangold waschen, putzen, in feine Streifen schneiden und dazugeben. Kurz mitköcheln lassen, nochmals abschmecken, den Frischkäse einrühren und kurz aufkochen lassen.

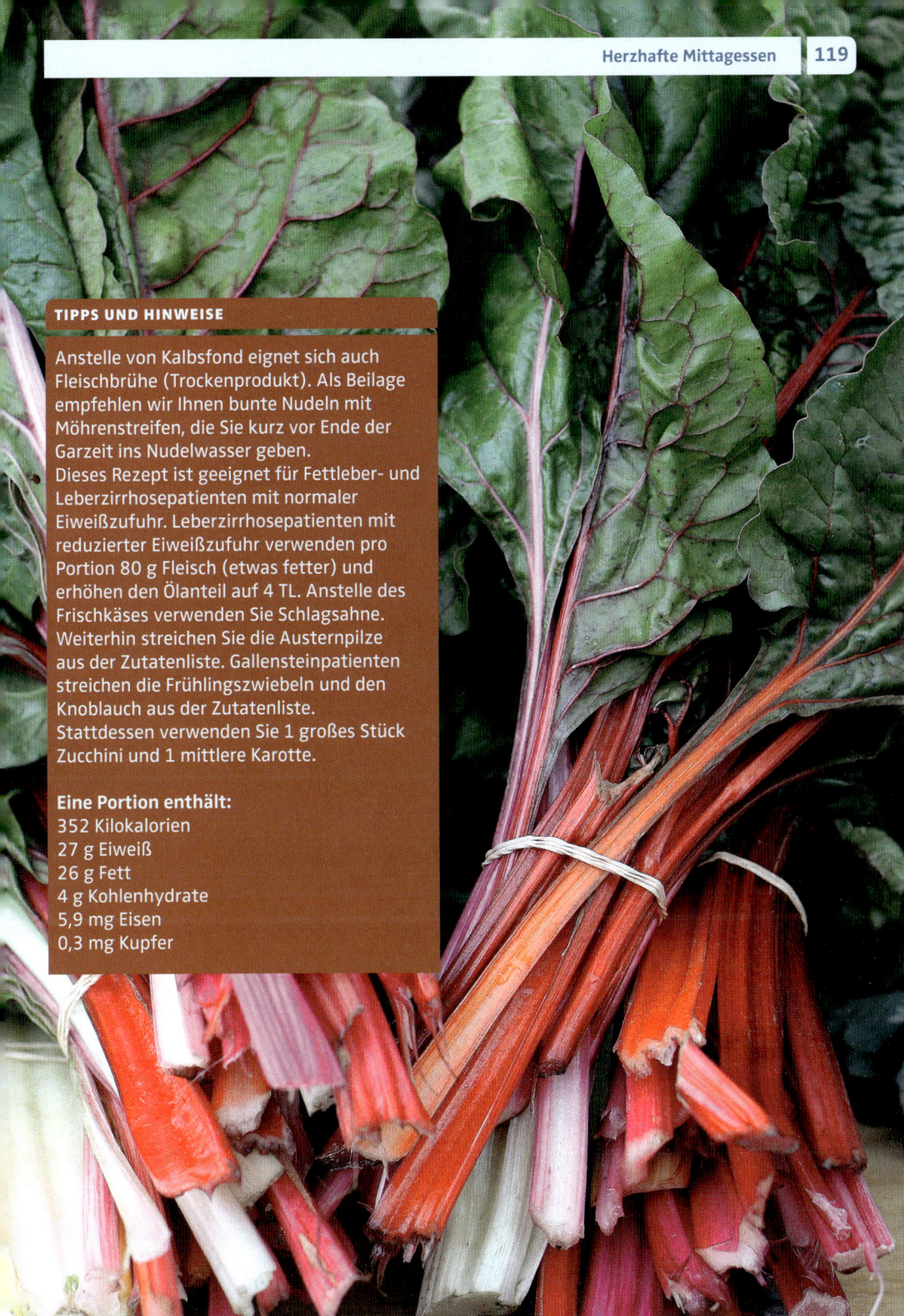

TIPPS UND HINWEISE

Anstelle von Kalbsfond eignet sich auch Fleischbrühe (Trockenprodukt). Als Beilage empfehlen wir Ihnen bunte Nudeln mit Möhrenstreifen, die Sie kurz vor Ende der Garzeit ins Nudelwasser geben.
Dieses Rezept ist geeignet für Fettleber- und Leberzirrhosepatienten mit normaler Eiweißzufuhr. Leberzirrhosepatienten mit reduzierter Eiweißzufuhr verwenden pro Portion 80 g Fleisch (etwas fetter) und erhöhen den Ölanteil auf 4 TL. Anstelle des Frischkäses verwenden Sie Schlagsahne. Weiterhin streichen Sie die Austernpilze aus der Zutatenliste. Gallensteinpatienten streichen die Frühlingszwiebeln und den Knoblauch aus der Zutatenliste. Stattdessen verwenden Sie 1 großes Stück Zucchini und 1 mittlere Karotte.

Eine Portion enthält:
352 Kilokalorien
27 g Eiweiß
26 g Fett
4 g Kohlenhydrate
5,9 mg Eisen
0,3 mg Kupfer

Fischgeschnetzeltes „India"
geht schnell

Zubereitungszeit: 30 Minuten	
Eine Portion enthält:	
300 Kilokalorien	21 g Kohlenhydrate
37 g Eiweiß	3,1 mg Eisen
7 g Fett	0,8 mg Kupfer

Zutaten für 2 Portionen
2 kleine Kabeljaufilets (frisch oder tiefgekühlt, ca. 300 g)
1 TL Zitronensaft
Salz
1 Banane
1 TL Zitronensaft
2 EL Ananas (Dose)
2 Portionen Broccoli, tiefgekühlt (ca. 300 g)
2 EL Bambussprossen (Dose/Glas)
2 TL Sojaöl
Curry, Pfeffer, gemahlener Koriander
Garam Marsala (indische Gewürzmischung)
Kurkuma (Gelbwurz)
4 EL Kokosmilch
2 TL Sojasoße
frischer Koriander

Zubereitung
1 Die Fischfilets säubern (bei tiefgekühltem Fisch entfällt das Säubern), mit dem Zitronensaft beträufeln und salzen. Das Fischfilet in mundgerechte Stücke zerkleinern.

2 Die Banane schälen und in Scheiben schneiden, sofort mit Zitronensaft beträufeln.

3 Die Ananasstücke abtropfen lassen. Die beiden Obstsorten miteinander vermischen.

4 Die Broccoliröschen auftauen lassen. Die Bambussprossen abtropfen lassen.

5 Das Öl in einem Topf erhitzen und die Gewürze in dem Öl anbraten. Die Broccoliröschen dazugeben und kurz mitanbraten.

6 Die Sojasprossen und die Obstmischung dazugeben und mit der Kokosmilch und der Sojasoße aufgießen.

7 Die Fischstücke auf die Gemüsemasse geben und bei geschlossenem Deckel circa 5–8 Minuten köcheln lassen.

8 Mit feingeschnittenem Koriandergrün servieren.

TIPPS UND HINWEISE

Als Beilage eignet sich zu diesem Gericht sehr gut Basmatireis gefärbt mit Curry oder Paprikapulver. Dieses Rezept ist geeignet für Fettleber- und Leberzirrhosepatienten mit normaler Eiweißzufuhr.
Leberzirrhosepatienten mit reduzierter Eiweißzufuhr und Hepatitispatienten reduzieren die Fischmenge auf 200 g und erhöhen die Ölmenge auf 2 EL Sojaöl. Gallensteinpatienten sollten die Verträglichkeit der Gewürze vorsichtig austesten.

Eine Portion enthält:
342 Kilokalorien
27 g Eiweiß
26 g Fett
21 g Kohlenhydrate
2,9 mg Eisen
0,7 mg Kupfer

Roter Couscous
geht schnell

Zubereitungszeit: 20 Minuten	
Eine Portion enthält:	
240 Kilokalorien	50 g Kohlenhydrate
8 g Eiweiß	0,7 mg Eisen
1 g Fett	0,8 mg Kupfer

Zutaten für 2 Portionen
4 große getrocknete Tomaten (ca. 30 g)
4 geh. EL Couscous
½ Tasse Wasser
½ Tasse Tomatensaft
Salz, Pfeffer

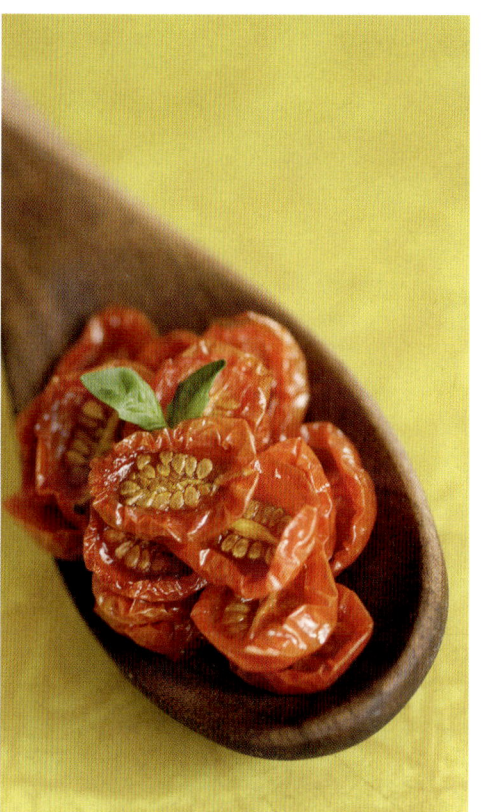

Zubereitung
1 Die Tomaten in feine Streifen schneiden und zusammen mit dem Couscous in eine Schüssel geben.
2 Das Wasser und den Tomatensaft mit dem Salz zum Kochen bringen.
3 Die Tomaten-Couscous-Mischung mit der kochenden Flüssigkeit übergießen und 15–20 Minuten ziehen lassen, bis das Wasser ganz aufgesogen ist. Mit Pfeffer abschmecken.

TIPPS UND HINWEISE
Bei der Verwendung von Instant-Couscous verkürzt sich die Quellzeit um 10–15 Minuten. Dieses Rezept ist geeignet für Fettleber-, Hepatitis-, Gallenstein- und Leberzirrhosepatienten.

Gebackene Polenta
geht schnell

Zubereitungszeit: 20 Minuten

Eine Portion enthält:

268 Kilokalorien	47 g Kohlenhydrate
9 g Eiweiß	0,2 mg Eisen
5 g Fett	1,3 mg Kupfer

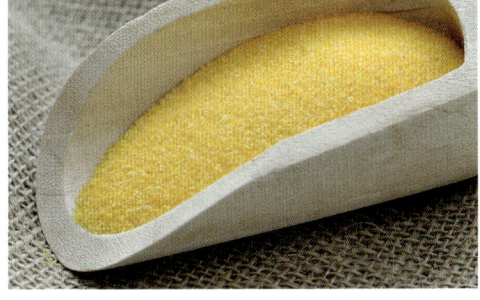

Zutaten für 2 Portionen
4 geh. EL Polenta (Maisgrieß)

2 Tassen Gemüsebrühe

2 kleine Zweige Basilikum

2 kleine Zweige Zitronenthymian

1 kleine Knoblauchzehe

1 TL Olivenöl

Salz, Pfeffer

2 TL geriebener Parmesan

Zubereitung
1 Die Gemüsebrühe in einem kleinen Topf zum Kochen bringen. Die Kräuter waschen, von den Stängeln zupfen und feinhacken. Die Knoblauchzehe schälen und feinwürfeln.

2 Die Kräuter und die Knoblauchwürfel in die Brühe geben und den Maisgrieß löffelweise einrühren. Die Masse auf kleiner Flamme circa 10 Minuten köcheln lassen, bis sie dicklich wird. Mit den Gewürzen und dem Öl abschmecken.

3 Den Backofengrill vorheizen.

4 Die Masse in eine feuerfeste Auflaufform füllen, glatt streichen, mit dem Parmesan bestreuen und circa 5 Minuten auf höchster Stufe gratinieren.

TIPPS UND HINWEISE

Genießen Sie diese Beilage zu unseren Schnitzel-Zucchini-Röllchen von Seite 112. Dieses Rezept ist geeignet für Fettleber- und Leberzirrhosepatienten mit normaler Eiweißzufuhr. Leberzirrhosepatienten mit reduzierter Eiweißzufuhr und Hepatitispatienten erhöhen den Ölanteil auf 1 EL. Gallensteinpatienten streichen den Knoblauch aus der Zutatenliste.

Eine Portion enthält:
374 Kilokalorien
9 g Eiweiß
17 g Fett
47 g Kohlenhydrate
0,2 mg Eisen
1,3 mg Kupfer

Rotes Seezungenrisotto
gelingt leicht

Zubereitungszeit: 45 Minuten

Eine Portion enthält:

457 Kilokalorien	51 g Kohlenhydrate
39 g Eiweiß	5,9 mg Eisen
10 g Fett	0,8 mg Kupfer

Zutaten für 2 Portionen
1 kleine Tasse Vollkorn- bzw. Naturreis (ca. 100 g)
½ Tasse Gemüsebrühe (ca. 100 ml)
½ Tasse Tomatensaft (ca. 100 ml)
2 kleine Seezungenfilets (frisch oder tiefgekühlt, ca. 300 g)
2 TL Zitronensaft
1 rote Paprikaschote
1 kleine Aubergine
2 mittlere Karotten
2 TL Olivenöl
1 Tasse Tomatensaft (ca. 200 ml)
Kräuter der Provence, Basilikum, Oregano (frisch oder getrocknet)
Salz, Pfeffer

Zubereitung

1 Den Reis waschen und in der Gemüsebrühe und dem Tomatensaft 30–45 Minuten kochen. Falls nötig noch Wasser hinzufügen.

2 Die Fischfilets säubern (bei tiefgekühltem Fisch entfällt das Säubern), mit dem Zitronensaft beträufeln und salzen.

3 Die Paprika, die Aubergine und die Karotten waschen, putzen und in Stücke schneiden.

4 Die frischen Kräuter waschen und zerkleinern.

5 Das Öl in einem Topf erhitzen und die Gemüsestücke darin anbraten. Mit dem Tomatensaft aufgießen, mit den Kräutern und den Gewürzen abschmecken. Das Fischfilet auf das Gemüse legen und 5–8 Minuten mit geschlossenem Deckel garen.

6 Den Fisch vorsichtig herausnehmen und kurz warm stellen. Den gegarten Reis unter das Gemüse mischen und zusammen mit dem Fischfilet servieren.

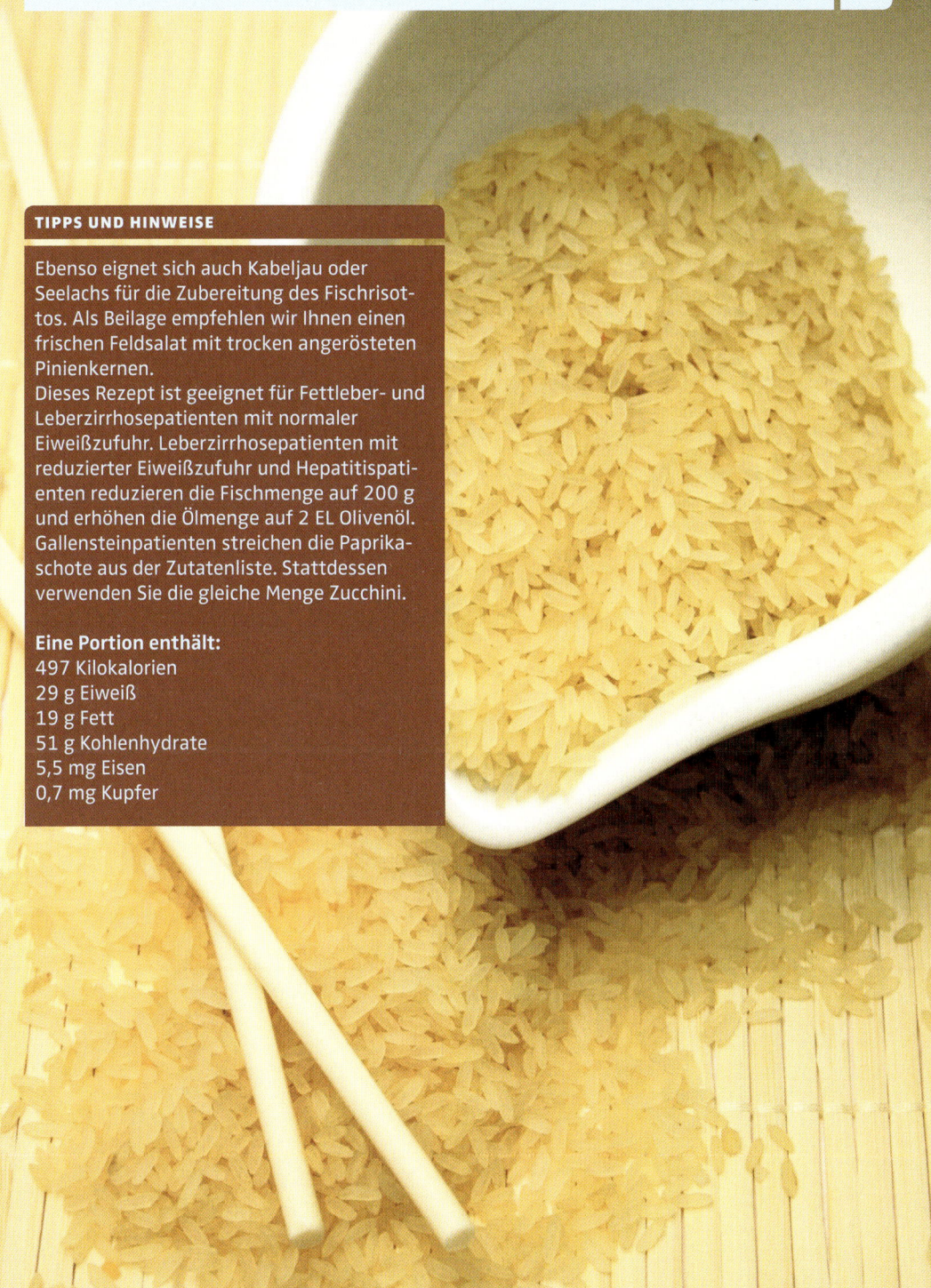

TIPPS UND HINWEISE

Ebenso eignet sich auch Kabeljau oder Seelachs für die Zubereitung des Fischrisottos. Als Beilage empfehlen wir Ihnen einen frischen Feldsalat mit trocken angerösteten Pinienkernen.
Dieses Rezept ist geeignet für Fettleber- und Leberzirrhosepatienten mit normaler Eiweißzufuhr. Leberzirrhosepatienten mit reduzierter Eiweißzufuhr und Hepatitispatienten reduzieren die Fischmenge auf 200 g und erhöhen die Ölmenge auf 2 EL Olivenöl. Gallensteinpatienten streichen die Paprikaschote aus der Zutatenliste. Stattdessen verwenden Sie die gleiche Menge Zucchini.

Eine Portion enthält:
497 Kilokalorien
29 g Eiweiß
19 g Fett
51 g Kohlenhydrate
5,5 mg Eisen
0,7 mg Kupfer

Spaghetti à la Toskana
geht schnell

Zubereitungszeit: 15 Minuten

Eine Portion enthält:

197 Kilokalorien	37 g Kohlenhydrate
8 g Eiweiß	2,6 mg Eisen
2 g Fett	0,3 mg Kupfer

Zutaten für 2 Portionen
120 g Vollkornspaghetti (ohne Ei)
Salz, Pfeffer
frisches Basilikum
frischer Zitronenthymian
frischer Majoran

Zubereitung

1 Die Nudeln in reichlich Salzwasser nach Packungsanleitung al dente kochen.
2 Die Kräuter waschen und feinschneiden.
3 Die gegarten Nudeln mit den Kräutern und den Gewürzen abschmecken und sofort servieren.

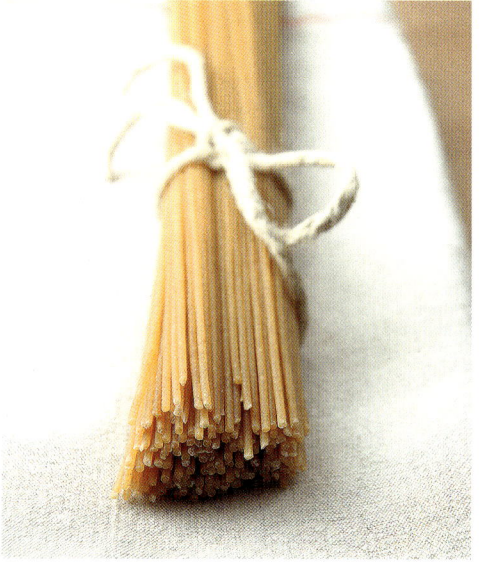

TIPPS UND HINWEISE

Falls Sie keinen Zitronenthymian bekommen, verwenden Sie normalen Thymian.
Dieses Rezept ist geeignet für Fettleber-, Gallenstein- und Leberzirrhosepatienten mit normaler Eiweißzufuhr. Leberzirrhosepatienten mit reduzierter Eiweißzufuhr sowie Hepatitispatienten mischen unter die gegarten Nudeln und die Kräuter 1 EL Olivenöl.

Eine Portion enthält:
329 Kilokalorien
8 g Eiweiß
17 g Fett
37 g Kohlenhydrate
2,6 mg Eisen
0,3 mg Kupfer

Süße Kartoffeln
preisgünstig

Zubereitungszeit: 50 Minuten

Eine Portion enthält:

291 Kilokalorien	56 g Kohlenhydrate
5 g Eiweiß	1,4 mg Eisen
5 g Fett	0,3 mg Kupfer

Zutaten für 2 Portionen
10 kleine Kartoffeln
2 TL Zitronensaft
2 kleine Karotten
2 TL Butter
4 geh. TL brauner Zucker
Salz, Pfeffer

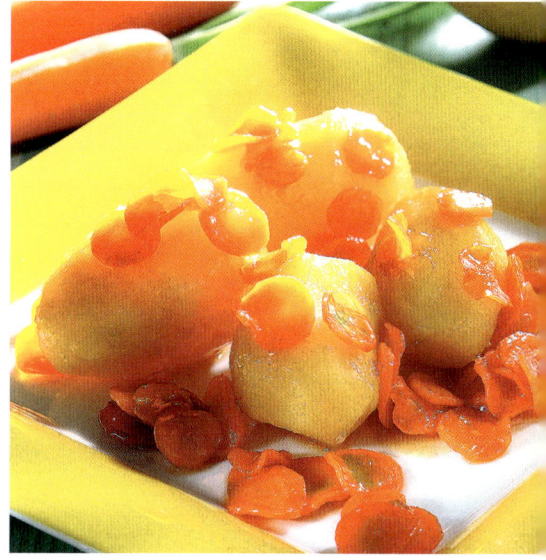

Zubereitung
1   Die Kartoffeln waschen und ungeschält in Salzwasser circa 20–30 Minuten kochen. Abgießen und schälen.

2   Die Möhren waschen, putzen und in schmale Ringe schneiden, die Ringe im heißen Fett andünsten, den Zucker darüberstreuen, die Kartoffeln untermengen und alles unter Rühren goldgelb karamellisieren lassen. Mit Salz und Pfeffer kräftig abschmecken.

TIPPS UND HINWEISE

Dieses Rezept ist geeignet für Fettleber-, Gallenstein- und Leberzirrhosepatienten mit normaler Eiweißzufuhr. Leberzirrhosepatienten mit reduzierter Eiweißzufuhr und Hepatitispatienten erhöhen den Butteranteil auf 1 EL. Patienten mit erhöhtem Cholesterinspiegel sollten auch bei der Auswahl ihres Kochfettes auf geeignete pflanzliche Fette achten. Daher empfehlen wir Ihnen für dieses Rezept bei erhöhtem Blutcholesterinspiegel die Verwendung von Diätmargarine.

Eine Portion enthält:
365 Kilokalorien
5 g Eiweiß
13 g Fett
56 g Kohlenhydrate
1,4 mg Eisen
0,3 mg Kupfer

Fischfilet „Madagaskar"
gelingt leicht

Zubereitungszeit: 55 Minuten

Eine Portion enthält:

372 Kilokalorien	22 g Kohlenhydrate
41 g Eiweiß	3,8 mg Eisen
13 g Fett	0,3 mg Kupfer

Zutaten für 2 Portionen

2 kleine Fischfilets (Seelachs/Rotbarsch, frisch oder tiefgekühlt, ca. 300 g)

1 TL Zitronensaft

Salz, mittelscharfer Senf, Curry

1 Glas Maiskölbchen

1 mittlere Zucchini

2 EL Mango (Dose oder frisch)

2 EL Frischkäse, fettreduziert

2 Zweige Petersilie, feingehackt

Zubereitung

1 Die Fischfilets säubern (bei tiefgefrorenem Fisch entfällt das Säubern) und von beiden Seiten mit dem Zitronensaft beträufeln, salzen. Danach auf einer Seite mit Senf bestreichen und mit Curry würzen. Die Filets in eine feuerfeste Auflaufform legen. Den Backofen auf 180 °C (Ober- und Unterhitze) vorheizen.

2 Die Maiskolben abtropfen lassen und in Stücke schneiden. Die Zucchini waschen, putzen und in Würfel schneiden. Die Gemüsestücke miteinander vermischen und auf den Fischfilets verteilen.

3 Die Mango abtropfen lassen (den Saft dabei auffangen), in Stücke schneiden und ebenfalls auf dem Fisch verteilen. Etwas von dem Mangosaft zu dem Fisch gießen und bei geschlossenem Topf circa 20–25 Minuten garen.

4 Den Fisch auf eine vorgewärmte Platte legen. Den Fischsud mit dem Frischkäse andicken und nochmals mit Curry, Pfeffer, bei Bedarf mit Salz und Petersilie abschmecken.

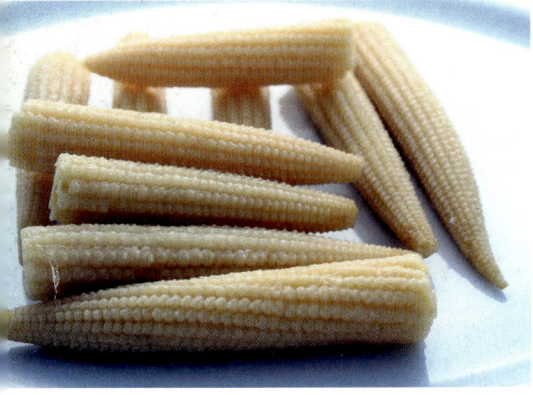

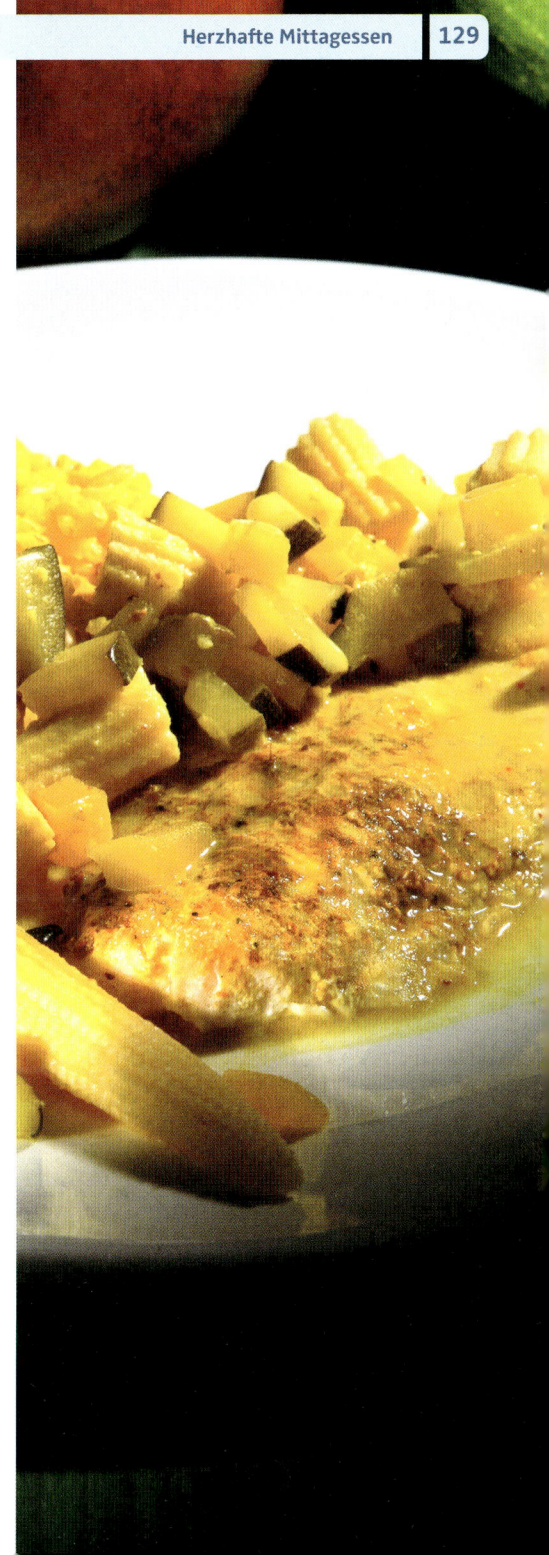

TIPPS UND HINWEISE

Als Beilage empfehlen wir Ihnen einen Jasminreis gefärbt mit Kurkuma oder Safran.
Dieses Rezept ist geeignet für Fettleber- und Leberzirrhosepatienten mit normaler Eiweißzufuhr. Leberzirrhosepatienten mit reduzierter Eiweißzufuhr verwenden eine fettreiche Fischsorte, wie z. B. Lachs oder Heilbutt. Die Fischmenge reduzieren Sie bitte auf 80 g. Dünsten Sie die Maiskölbchen und die Zucchini in 2 TL Rapsöl an. Anstelle des fettreduzierten Frischkäses setzen Sie bitte Schlagsahne als Dickungsmittel der Soße ein.
Gallensteinpatienten streichen die Maiskölbchen und verwenden stattdessen 2 mittlere Karotten.

Eine Portion enthält:
420 Kilokalorien
22 g Eiweiß
27 g Fett
22 g Kohlenhydrate
3,6 mg Eisen
0,4 mg Kupfer

Risotto „Mamma Leone"
braucht etwas mehr Zeit

Zubereitungszeit: 45 Minuten

Eine Portion enthält:

301 Kilokalorien	45 g Kohlenhydrate
10 g Eiweiß	1,3 mg Eisen
9 g Fett	0,4 mg Kupfer

Zutaten für 2 Portionen

- 3 kleine Schalotten
- 1 kleine Knoblauchzehe
- 1 TL Olivenöl
- 1 kleine Tasse Rundkornreis (ca. 100 g)
- ½ l heiße Gemüse- oder Geflügelbrühe
- 2 Msp. Safran
- 2 EL Parmesan (gerieben, ca. 10 g)
- 2 TL Butter
- Salz, Pfeffer
- Muskat

Zubereitung

1 Die Schalotten und die Knoblauchzehe schälen und feinwürfeln. Das Öl in einem kleinen Topf erhitzen und die Schalotten- und Knoblauchwürfel goldgelb andünsten. Den Reis hinzufügen und mitdünsten bis der Reis glasig glänzt. Mit 100 ml Brühe aufgießen und die Flüssigkeit bei offenem Deckel einkochen lassen.

2 Die restliche Brühe tassenweise nachgießen, sobald die Flüssigkeit vom Reis aufgenommen wurde. Dabei immer gut umrühren, damit das Risotto nicht anbrennt. In der letzten Tasse Brühe den Safran auflösen. Die Garzeit des Risottos beträgt circa 20–30 Minuten.

3 Am Ende der Garzeit den Parmesan und die Butter in Flöckchen über den Reis streuen und gründlich untermischen. Den Risotto mit Salz, Pfeffer und Muskat abschmecken.

TIPPS UND HINWEISE

Dieses Rezept ist geeignet für Fettleber- und Leberzirrhosepatienten mit normaler Eiweißzufuhr. Leberzirrhosepatienten mit reduzierter Eiweißzufuhr und Hepatitispatienten erhöhen den Ölanteil auf 1 EL und den Butteranteil auf 1 TL. Weiterhin reduzieren Sie die Parmesanmenge auf 3 g und verwenden nur 100 ml Gemüsebrühe, die restliche Flüssigkeit ersetzen Sie durch Wasser. Gallensteinpatienten streichen die Zwiebel und die Knoblauchzehe aus der Zutatenliste.

Eine Portion enthält:
382 Kilokalorien
7 g Eiweiß
21 g Fett
42 g Kohlenhydrate
0,8 mg Eisen
0,2 mg Kupfer

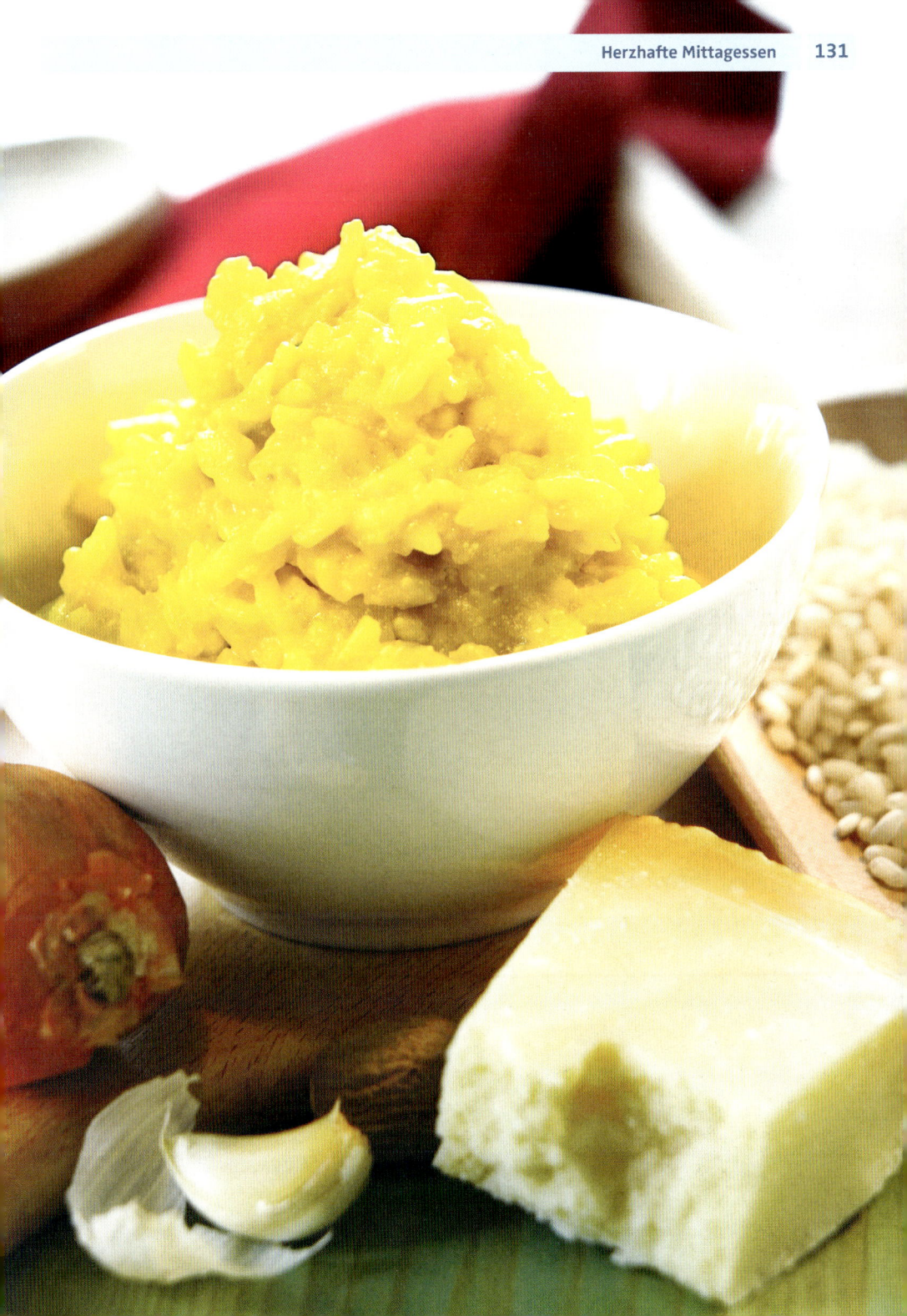

Tomatensoße
lässt sich gut vorbereiten

Zubereitungszeit: 10 Minuten

Eine Portion enthält:

102 Kilokalorien	9 g Kohlenhydrate
3 g Eiweiß	1,1 mg Eisen
6 g Fett	0,2 mg Kupfer

Zutaten für 2 Portionen

- 4 mittlere Tomaten
- 1 Tasse Gemüsebrühe (ca. 200 ml)
- 1 kleine Zwiebel
- 1 kleine Knoblauchzehe
- 2 TL Olivenöl
- 1 TL Tomatenmark
- Pfeffer
- Basilikum, Thymian, Oregano, Majoran
- Zucker
- Balsamico-Essig

Zubereitung

1 Die Tomaten waschen, putzen und in Würfel schneiden. Die Zwiebel und die Knoblauchzehe schälen und feinhacken.

2 Das Öl in einem kleinem Topf erhitzen und die Zwiebel- und Knoblauchwürfel darin goldgelb andünsten. Die Tomatenstücke und das Tomatenmark dazugeben und kurz mitbraten. Mit der Gemüsebrühe ablöschen und circa 5 Minuten köcheln lassen.

3 Mit den Gewürzen, den Kräutern, dem Zucker und dem Essig abschmecken und mit einem Pürierstab glattmixen.

TIPPS UND HINWEISE

Dieses Rezept ist geeignet für Fettleber- und Leberzirrhosepatienten mit normaler Eiweißzufuhr.
Leberzirrhosepatienten mit reduzierter Eiweißzufuhr und Hepatitispatienten erhöhen den Ölanteil auf 1 EL. Gallensteinpatienten streichen die Zwiebel und die Knoblauchzehe aus der Zutatenliste.

Eine Portion enthält:
190 Kilokalorien
3 g Eiweiß
16 g Fett
9 g Kohlenhydrate
1,1 mg Eisen
0,2 mg Kupfer

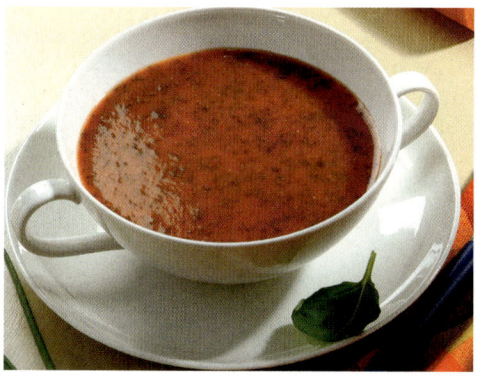

Exotisches Kartoffelpüree

gut vorzubereiten

Zubereitungszeit: 45 Minuten

Eine Portion enthält:

233 Kilokalorien	38 g Kohlenhydrate
6 g Eiweiß	1,4 mg Eisen
5 g Fett	0,3 mg Kupfer

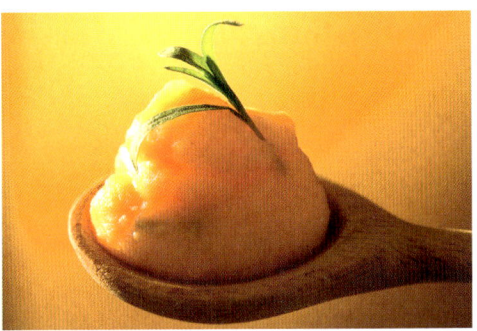

Zutaten für 2 Portionen

- 6 mittlere Kartoffeln
- 1 kleine Zwiebel
- 1 kleines Stück Chilischote
- 1 mittlere Tomate
- ½ TL schwarze Senfkörner
- 1 TL Sesamöl
- 1 TL Sojaöl
- ½ TL Kurkuma
- ¼ TL Zimt
- ¼ TL Koriander
- 2 TL Zitronensaft
- frische Minze

Zubereitung

1 Die Kartoffeln ungeschält in Salzwasser circa 20–30 Minuten garen. Danach abgießen, schälen und zerdrücken.

2 Die Zwiebel und die Chilischote putzen und feinwürfeln. Die Tomate waschen, den Strunk entfernen und kleinwürfeln.

3 In einem kleinen Topf die beiden Öle erhitzen und die Senfkörner, die Zwiebel- und die Chiliwürfel darin anbraten. Kurkuma, Zimt und Koriander hinzufügen und mitbraten. Mit Zitronensaft und einem Schuss Wasser ablöschen. Die Tomatenwürfel und das Kartoffelpüree untermengen und alles kurz erhitzen. Mit gehackter Minze bestreut servieren.

TIPPS UND HINWEISE

Falls Sie keine frische Chilischote zur Hand haben, verwenden Sie Chilipulver (vorsichtig dosieren). Dieses Rezept ist geeignet für Fettleber- und Leberzirrhosepatienten mit normaler Eiweißzufuhr. Leberzirrhosepatienten mit reduzierter Eiweißzufuhr und Hepatitispatienten erhöhen den Ölanteil auf 1 EL. Gallensteinpatienten streichen die Zwiebel und die Chilischote aus der Zutatenliste.

Eine Portion enthält:
321 Kilokalorien
6 g Eiweiß
15 g Fett
38 g Kohlenhydrate
1,4 mg Eisen
0,3 mg Kupfer

Vegetarische Lasagne
gut vorzubereiten

Zubereitungszeit: 45 Minuten

Eine Portion enthält:

269 Kilokalorien	18 g Kohlenhydrate
17 g Eiweiß	4,2 mg Eisen
13 g Fett	0,4 mg Kupfer

Zutaten für 2 Portionen

1 große Möhre
1 gelbe Paprikaschote
1 kleine Aubergine
1 mittleres Stück Zucchini
2 EL Gemüsemais (Dose/Glas)
1 mittlere Tomate
6 EL passierte Tomaten (Dose/Tetrapak)
1 kleine Zwiebel
1 kleine Knoblauchzehe
2 TL Olivenöl
12 Lasagneblätter, eifrei
Salz, Pfeffer
Thymian, Rosmarin, Basilikum, Oregano
2 Scheiben Käse (30 % F. i. Tr.), in schmale Streifen geschnitten

Zubereitung

1 Die Gemüsesorten waschen, putzen und zerkleinern. Den Gemüsemais abtropfen lassen. Die Zwiebel und die Knoblauchzehe feinhacken.

2 Das Öl in einem großen Topf erhitzen und die Zwiebel- und die Knoblauchwürfel goldgelb andünsten, danach die Möhrenstücke dazugeben und kurz mitdünsten.

3 Nun die Paprika-, Auberginen-, Zucchini- und Tomatenstücke dazugeben und ebenfalls kurz andünsten.

4 Zum Schluss die passierten Tomaten und den abgetropften Mais untermengen und alles gut abschmecken.

5 Den Backofen auf 200 °C vorheizen.

6 Eine Auflaufform mit den Lasagneblättern auslegen, Gemüsemasse einfüllen, im Wechsel einschichten und mit Gemüse abschließen. Die oberste Schicht mit dem Käse belegen und ca. 20–30 Minuten im Backofen überbacken.

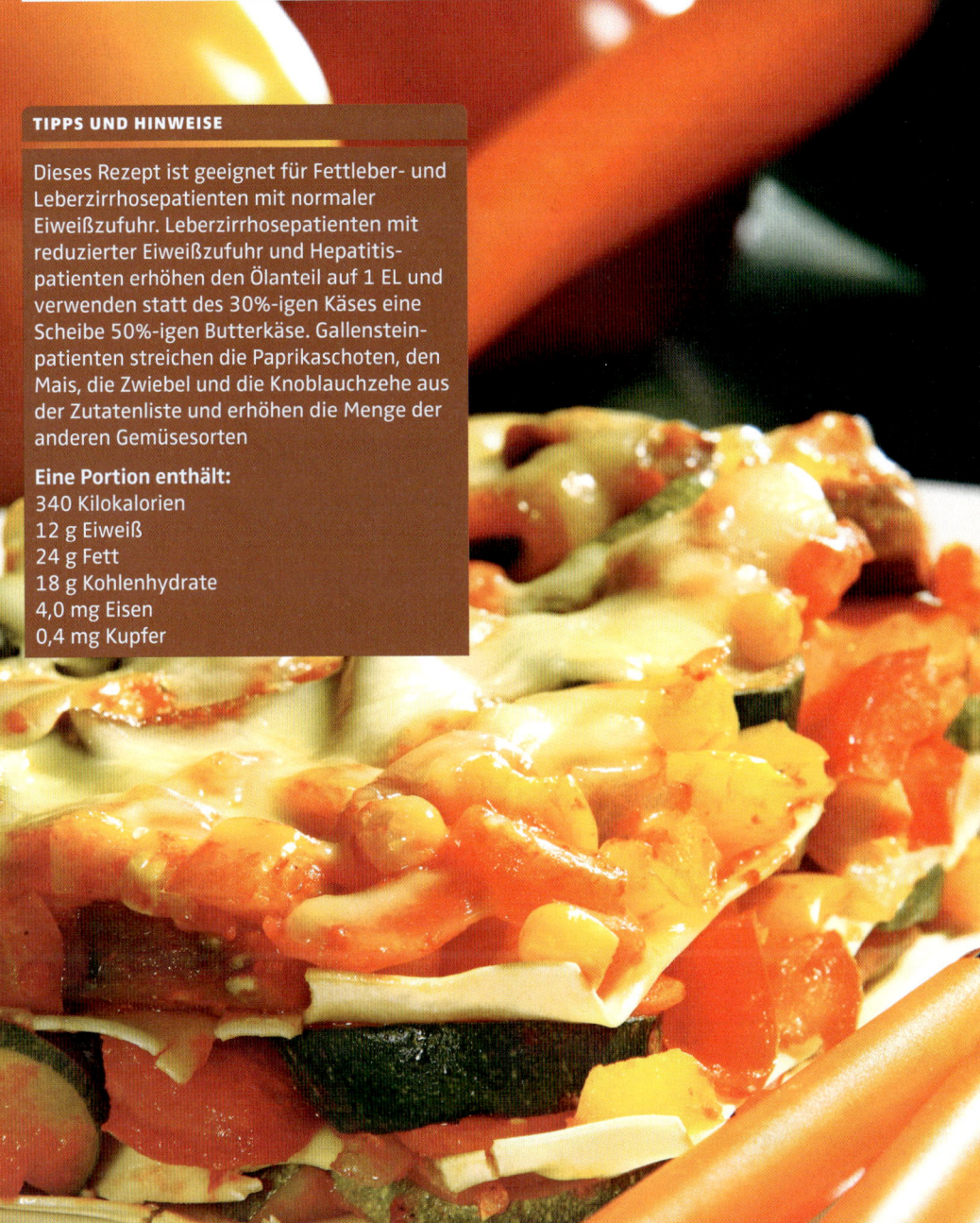

TIPPS UND HINWEISE

Dieses Rezept ist geeignet für Fettleber- und Leberzirrhosepatienten mit normaler Eiweißzufuhr. Leberzirrhosepatienten mit reduzierter Eiweißzufuhr und Hepatitispatienten erhöhen den Ölanteil auf 1 EL und verwenden statt des 30%-igen Käses eine Scheibe 50%-igen Butterkäse. Gallensteinpatienten streichen die Paprikaschoten, den Mais, die Zwiebel und die Knoblauchzehe aus der Zutatenliste und erhöhen die Menge der anderen Gemüsesorten

Eine Portion enthält:
340 Kilokalorien
12 g Eiweiß
24 g Fett
18 g Kohlenhydrate
4,0 mg Eisen
0,4 mg Kupfer

Gemüseauflauf „Kreta"
preisgünstig

Zubereitungszeit: 50 Minuten

Eine Portion enthält:

508 Kilokalorien	48 g Kohlenhydrate
24 g Eiweiß	4,2 mg Eisen
24 g Fett	0,6 mg Kupfer

Zutaten für 2 Portionen

120 g Vollkornbandnudeln
1 mittlere Aubergine (ca. 300 g)
4 EL Olivenöl
Salz, Pfeffer
2 große Tomaten
½ kleine Tasse Milch, 1,5 % Fett (ca. 60 ml)
½ kleine Tasse Kondensmilch, 7,5 % Fett (ca. 60 ml)
2 kleine Eier
1 Stück Schafskäse, 45 % F. i. Tr. (ca. 60 g)
frischer Basilikum, Thymian, Majoran

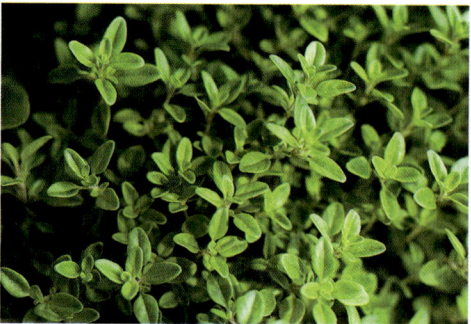

Zubereitung

1 Die Nudeln nach Packungsanleitung in sprudelnd kochendem Salzwasser „al dente" garen. Am Ende der Garzeit die Nudeln abgießen und kurz mit kaltem Wasser abschrecken.

2 Die Aubergine waschen, putzen und der Länge nach in dünne Scheiben schneiden (am besten verwenden Sie dafür einen Gemüsehobel).

3 Die Scheiben mit 1 TL Salz bestreuen und 10 Minuten ziehen lassen. Die ausge-

---

TIPPS UND HINWEISE

Als passende Beilage empfehlen wir Ihnen einen frischen Gurkensalat mit reichlich Dill, Salz, Pfeffer und etwas saurer Sahne.
Dieses Rezept ist geeignet für Fettleber- und Leberzirrhosepatienten mit normaler Eiweißzufuhr. Leberzirrhosepatienten mit reduzierter Eiweißzufuhr und Hepatitispatienten verwenden anstelle der Milch und der Kondensmilch eine Mischung aus 60 ml Schlagsahne und 60 ml Wasser und erhöhen den Ölanteil auf 2 EL.

570 Kilokalorien
20 g Eiweiß
35 g Fett
43 g Kohlenhydrate
4,2 mg Eisen
0,6 mg Kupfer

tretene Flüssigkeit abgießen und die Auberginen mit einem Küchenkrepp abtupfen.
4   Das Öl in einer beschichteten Pfanne erhitzen und die Auberginenscheiben darin kräftig anbraten und mit Pfeffer würzen.
5   Den Backofen auf 200 °C vorheizen.
6   Die Nudeln und die Auberginenscheiben in eine Auflaufform schichten.
7   Die Tomate waschen, den Stängelansatz herausschneiden und die Tomate in Scheiben schneiden. Die Tomatenscheiben auf dem Auflauf verteilen.
8   Den Schafskäse in kleine Würfel schneiden. Die Kräuter waschen, trockenschütteln und feinhacken.
9   Die Milch mit der Kondensmilch, dem Ei und dem kleingewürfeltem Käse verrühren und mit Salz, Pfeffer und den gehackten Kräutern abschmecken.
10   Den Auflauf in den vorgeheizten Backofen schieben und circa 30 Minuten backen.

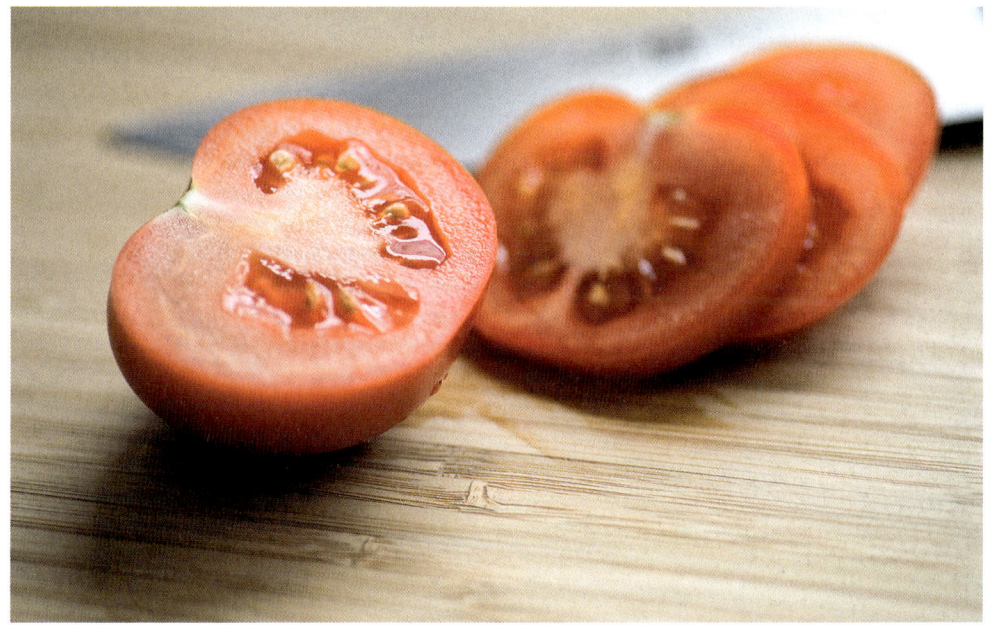

Fruchtige Gemüsepfanne mit Serranoschinken
gelingt leicht

Zubereitungszeit: 20 Minuten	
Eine Portion enthält:	
230 Kilokalorien	16 g Kohlenhydrate
10 g Eiweiß	2,0 mg Eisen
14 g Fett	0,2 mg Kupfer

Zutaten für 2 Portionen
1 Stück Aubergine (ca. 150 g)
1 Fleischtomate
1 gelbe Paprikaschote
1 kleine Zucchini
2 kleine Lauchzwiebeln
4 EL Ananas (Dose)
2 TL Olivenöl
Salz, Pfeffer
2 TL Balsamico-Essig
4 Scheiben Serranoschinken (ca. 40 g)

Zubereitung
1 Die Aubergine, die Tomate, die Paprikaschote, die Zucchini und die Lauchzwiebeln putzen, waschen und in mundgerechte Stücke schneiden. Die Ananasstücke abtropfen lassen.

2 Das Öl in einem kleinem Topf erhitzen und die Gemüsestücke darin anbraten. Die Ananasstücke dazugeben und mitbraten.

3 Mit den Gewürzen und dem Balsamico-Essig abschmecken.

4 Den Serranoschinken in einer beschichteten Pfanne ohne Fettzugabe kross anbraten und sofort über die Gemüsepfanne geben.

TIPPS UND HINWEISE

Als passende Beilage empfehlen wir Ihnen ein knusprig aufgebackenes Vollkornbrötchen. Wer Knoblauch mag, kann das halbierte Brötchen mit etwas Knoblauchöl bestreichen. Hierfür geben Sie 1–2 Knoblauchzehen in ¼ l gutes Olivenöl und lassen dies einige Tage ziehen. Dieses Rezept ist geeignet für Fettleber- und Leberzirrhosepatienten mit normaler Eiweißzufuhr. Leberzirrhosepatienten mit reduzierter Eiweißzufuhr und Hepatitispatienten erhöhen den Ölanteil auf 2 EL, streichen den Schinken aus der Zutatenliste und verwenden stattdessen 2 EL Pinienkerne. Gallensteinpatienten streichen die Paprikaschoten und die Lauchzwiebeln aus der Zutatenliste. Stattdessen verwenden Sie 1 Stück Zucchini.

Eine Portion enthält:
332 Kilokalorien
8 g Eiweiß
26 g Fett
17 g Kohlenhydrate
3,6 mg Eisen
0,4 mg Kupfer

Zucchini „Casablanca"
gelingt leicht

Zubereitungszeit: 60 Minuten

Eine Portion enthält:

325 Kilokalorien	73 g Kohlenhydrate
16 g Eiweiß	4,7 mg Eisen
8 g Fett	0,5 mg Kupfer

Zutaten für 2 Portionen

2 Tomaten
4 kleine getrocknete Tomaten
1 kleine Knoblauchzehe
1 Tasse Gemüsebrühe (ca. 200 ml)
1 kleine Tasse Couscous (ca. 100 g)
2 mittlere Zucchini (ca. 400 g)
Salz, Pfeffer
Basilikum, Oregano, Majoran, Thymian
1 Stück Schafskäse, 45 % F. i. Tr. (ca. 60 g)
1 Tasse Gemüsebrühe (ca. 200 ml)

Zubereitung

1 Die Tomaten waschen, Stängelansatz herausschneiden und die Tomaten in kleine Würfel schneiden. Die getrockneten Tomaten in feine Streifen schneiden und die Knoblauchzehe schälen und feinhacken.

2 Die Gemüsebrühe zum Kochen bringen. Den Couscous zusammen mit den frischen und getrockneten Tomaten sowie dem Knoblauch in eine Schüssel geben und die kochende Brühe darübergießen. Die Masse 5–10 Minuten quellen lassen.

3 Die Zucchini waschen, putzen und halbieren. Mit einem Löffel das Fruchtfleisch herauskratzen und kleinwürfeln. Das Fruchtfleisch zur Couscousmasse geben und mit den Gewürzen und Kräutern abschmecken.

4 Den Backofen auf 180 °C vorheizen.

5 Den Schafskäse in kleine Würfel schneiden. Die Zucchini mit der Couscousmasse füllen und mit den Schafskäsewürfeln bestreuen.

6 In eine feuerfeste Auflaufform die Gemüsebrühe gießen, die Zucchini vorsichtig hineingeben und im Backofen circa 10–15 Minuten überbacken.

TIPPS UND HINWEISE

Servieren Sie zu der Zucchini eine fruchtige Tomatensoße (Rezept siehe Seite 132). Verwenden Sie hierfür die Gemüsebrühe, in der die Zucchini gegart wurde.
Dieses Rezept ist geeignet für Fettleber-, Hepatitis- und Leberzirrhosepatienten. Gallensteinpatienten testen die Verträglichkeit des Schafskäses vorsichtig aus.
Bei Unverträglichkeit verwenden Sie einfach eine Scheibe Schnittkäse.

LEICHTE ABENDESSEN

Lauwarmer Blumenkohlsalat mit Schinkenstreifen
gut vorzubereiten

Zubereitungszeit: 20 Minuten
Marinierzeit: 30 Minuten

Eine Portion enthält:

111 Kilokalorien	4 g Kohlenhydrate
7 g Eiweiß	1,1 mg Eisen
7 g Fett	0,1 mg Kupfer

Zutaten für 2 Portionen

- 2 Portionen Blumenkohlröschen (ca. 300 g)
- Salz, Pfeffer
- 2 TL Essig
- 2 TL Rapsöl
- 1 Zweig Petersilie
- 1 Scheibe gekochter Schinken

Zubereitung

1 Die Blumenkohlröschen waschen und putzen. Das Gemüse in reichlich kochendem Salzwasser circa 5–10 Minuten bissfest garen.
2 Die Gewürze mit dem Essig und dem Öl zu einer Marinade verrühren und den noch warmen Blumenkohl damit vermischen. Das Gemüse circa 30 Minuten ziehen lassen.
3 Die Petersilie waschen, die Blättchen von den Stängeln zupfen und feinhacken.
4 Den Schinken in feine Streifen schneiden. Beide Zutaten über den gut durchgezogenen Blumenkohl geben und gleich servieren.

TIPPS UND HINWEISE

Dieses Rezept ist geeignet für Fettleber- und Leberzirrhosepatienten mit normaler Eiweißzufuhr. Leberzirrhosepatienten mit reduzierter Eiweißzufuhr und Hepatitispatienten erhöhen den Ölanteil auf 2 EL und streichen den Schinken aus der Zutatenliste. Gallensteinpatienten verwenden statt des Blumenkohls Broccoli.

Eine Portion enthält:
167 Kilokalorien
4 g Eiweiß
15 g Fett
4 g Kohlenhydrate
1,1 mg Eisen
0,1 mg Kupfer

Leichte Abendessen 141

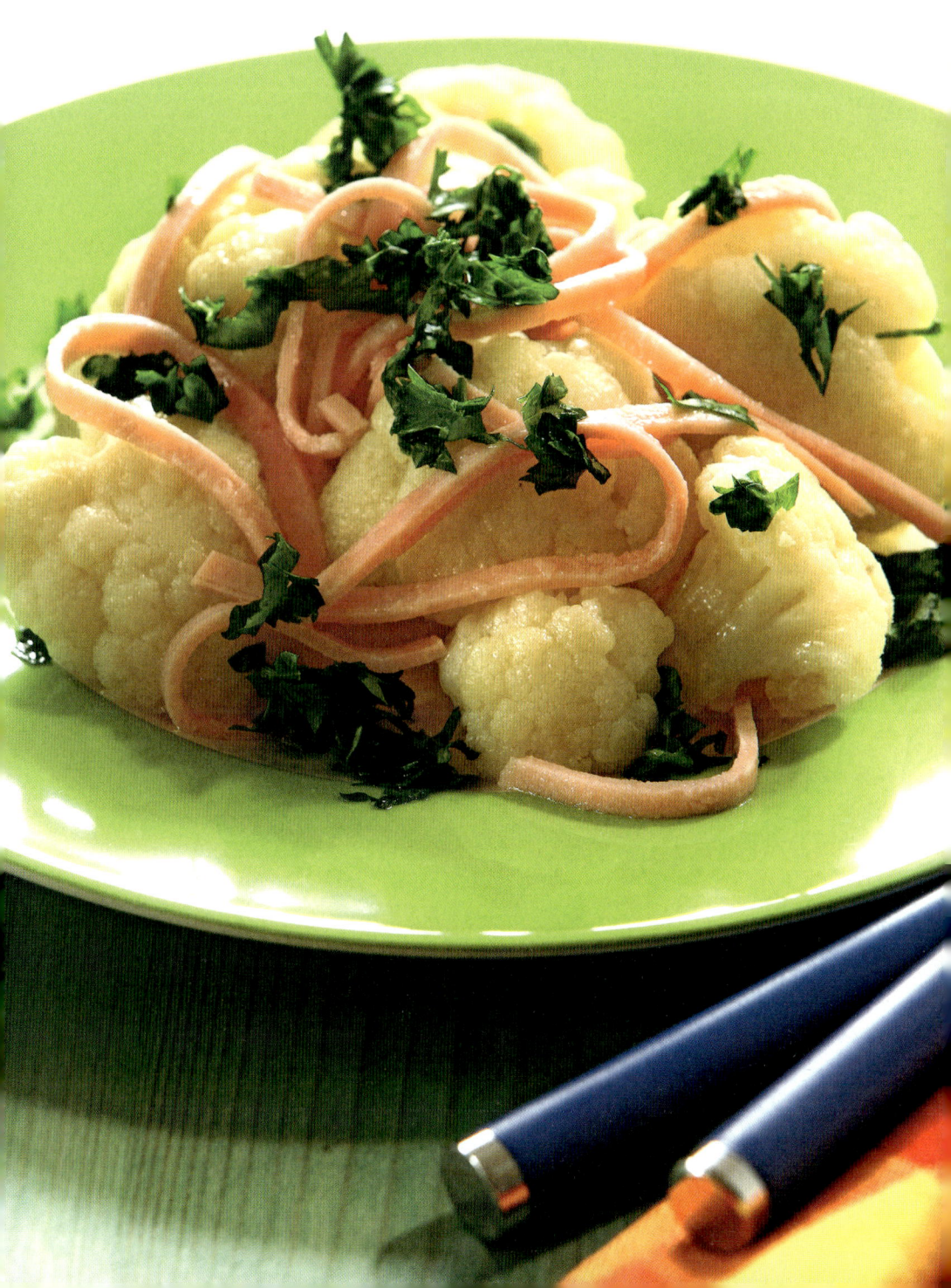

Herbstsalat
gelingt leicht

Zubereitungszeit: 20 Minuten	
Eine Portion enthält:	
108 Kilokalorien	6 g Kohlenhydrate
5 g Eiweiß	3,0 mg Eisen
7 g Fett	0,3 mg Kupfer

Zutaten für 2 Portionen
- ½ Stange Lauch (ca. 200 g)
- 1 mittlere Möhre
- 6 kleine Champignons
- 2 EL Kresse
- 1 TL Pinienkerne
- 1 TL Obstessig (z. B. Apfelessig)
- 2 TL Rapsöl
- Salz, Pfeffer

Zubereitung
1 Die Lauchstange der Länge nach halbieren, gründlich unter kaltem fließenden Wasser waschen, putzen und in schmale Ringe schneiden.
2 Die Möhre ebenfalls waschen, putzen, schälen und in schmale Ringe schneiden. Die Pilze putzen und in schmale Scheiben schneiden. Die Kresse waschen und trockentupfen. Den Lauch in reichlich Salzwasser 2–3 Minuten blanchieren.
3 Die Zutaten in eine Salatschüssel geben und etwas Kresse als Garnitur zur Seite stellen.
4 Die Pinienkerne in einer beschichteten Pfanne ohne Fettzugabe goldbraun anrösten. Aus der Pfanne nehmen und abkühlen lassen.
5 Den Zitronensaft und das Öl in eine kleine Schüssel geben und mit einem kleinen Schneebesen kräftig verrühren. Mit den Gewürzen gut abschmecken.
6 Die Salatsoße über den Salat gießen und gut vermengen. Die abgekühlten Pinienkerne und die restliche Kresse als Garnitur über dem Salat verteilen.

> **TIPPS UND HINWEISE**
>
> Dieses Rezept ist geeignet für Fettleber- und Leberzirrhosepatienten mit normaler Eiweißzufuhr. Leberzirrhosepatienten mit reduzierter Eiweißzufuhr und Hepatitispatienten streichen die Champignons von der Zutatenliste. Stattdessen verwenden Sie 1 EL Ananasstücke aus der Dose. Die Salatsoße bereiten Sie aus 1 EL Schlagsahne und 1 EL Öl zu.
>
> **Eine Portion enthält:**
> 257 Kilokalorien
> 5 g Eiweiß
> 22 g Fett
> 11 g Kohlenhydrate
> 2,7 mg Eisen
> 0,2 mg Kupfer

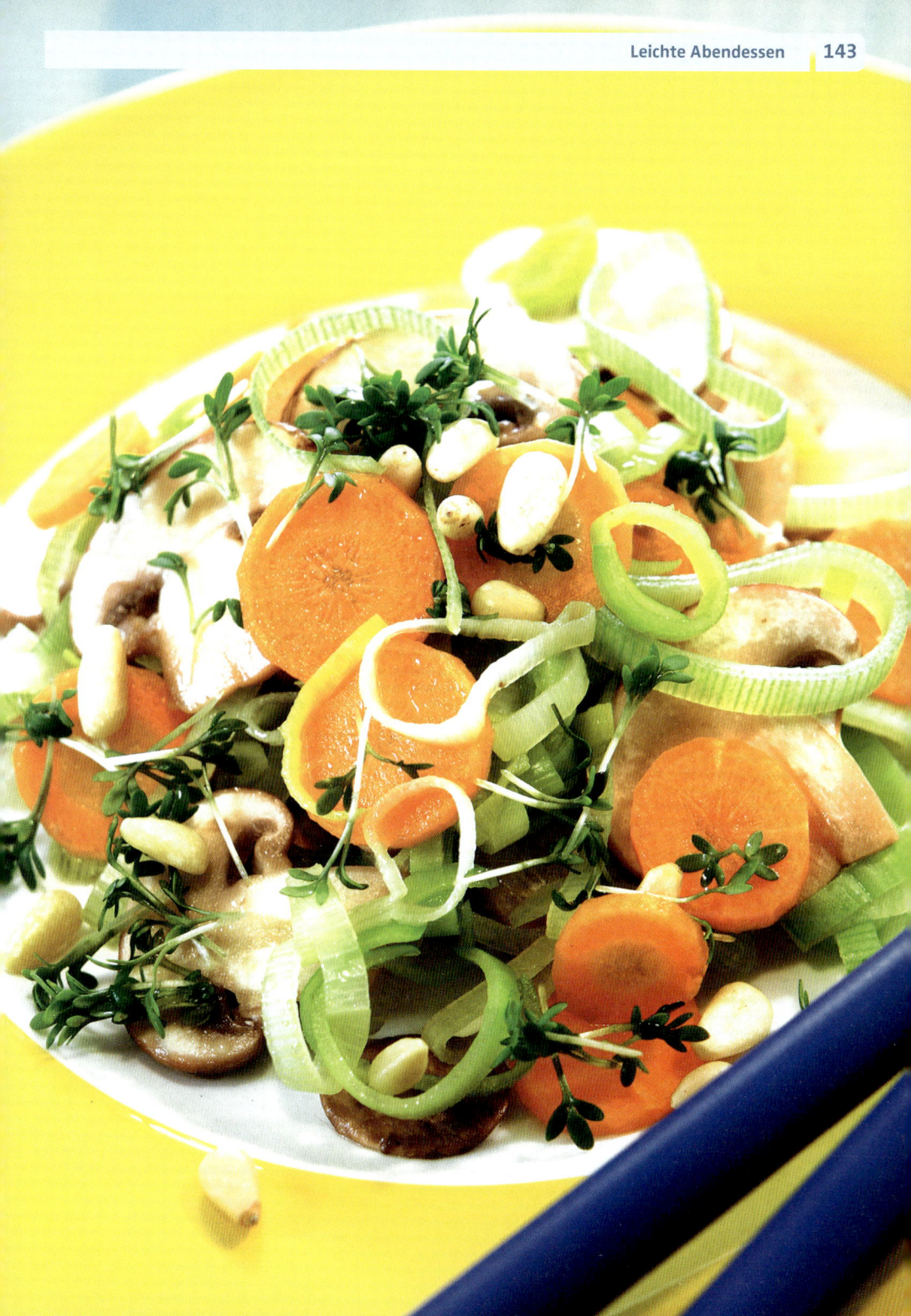

Reissalat mit Mandarinen
geht schnell

Zubereitungszeit: 15 Minuten	
Eine Portion enthält:	
249 Kilokalorien	29 g Kohlenhydrate
11 g Eiweiß	1,0 mg Eisen
9 g Fett	0,1 mg Kupfer

Zutaten für 2 Portionen
120 g gekochter Reis
2 Scheiben Kasseler oder gekochter Schinken
4 EL Mandarinen (Dose oder Glas)
1 kleine Zwiebel
2 TL Sojasoße
2 TL fettreduzierte Mayonnaise, 50 % Fett
2 EL Joghurt, 1,5 % Fett
Pfeffer
2 TL Zucker
2 Zweige Petersilie

Zubereitung
1 Den Schinken in kleine Würfel schneiden. Die Mandarinen abtropfen lassen (Saft auffangen, um evtl. Salatsoße zu verdünnen) und in mundgerechte Stücke schneiden. Die Zwiebel schälen und feinhacken.

2 Den Reis in eine mittlere Schüssel geben und mit den Schinkenwürfeln, den Mandarinen- und den Zwiebelstücken vermischen.

3 Aus der Sojasoße, der Mayonnaise und dem Joghurt eine Salatsoße herstellen, mit Zucker und Pfeffer abschmecken. Die Petersilie waschen, die Blättchen von den Stängeln zupfen und feinhacken. Als Garnitur über den Salat streuen.

> **TIPPS UND HINWEISE**
>
> Durch die Verwendung von Sojasoße benötigen Sie für dieses Rezept kein zusätzliches Salz zum Abschmecken der Soße. Falls der Salat zu trocken ist, geben Sie etwas Mandarinensaft zur Verdünnung der Salatsoße hinzu.
> Dieses Rezept ist geeignet für Leberzirrhosepatienten mit normaler Eiweißzufuhr und Fettleberpatienten. Leberzirrhosepatienten mit reduzierter Eiweißzufuhr und Hepatitispatienten halbieren die Schinkenmenge und verwenden als Grundlage der Salatsoße 1 EL normale Mayonnaise (Fettgehalt 80 %) und 1 EL Vollmilchjoghurt (3,5 % Fett). Gallensteinpatienten streichen die Zwiebel aus der Zutatenliste.
>
> **Eine Portion enthält:**
> 358 Kilokalorien
> 7 g Eiweiß
> 23 g Fett
> 29 g Kohlenhydrate
> 1,0 mg Eisen
> 0,1 mg Kupfer

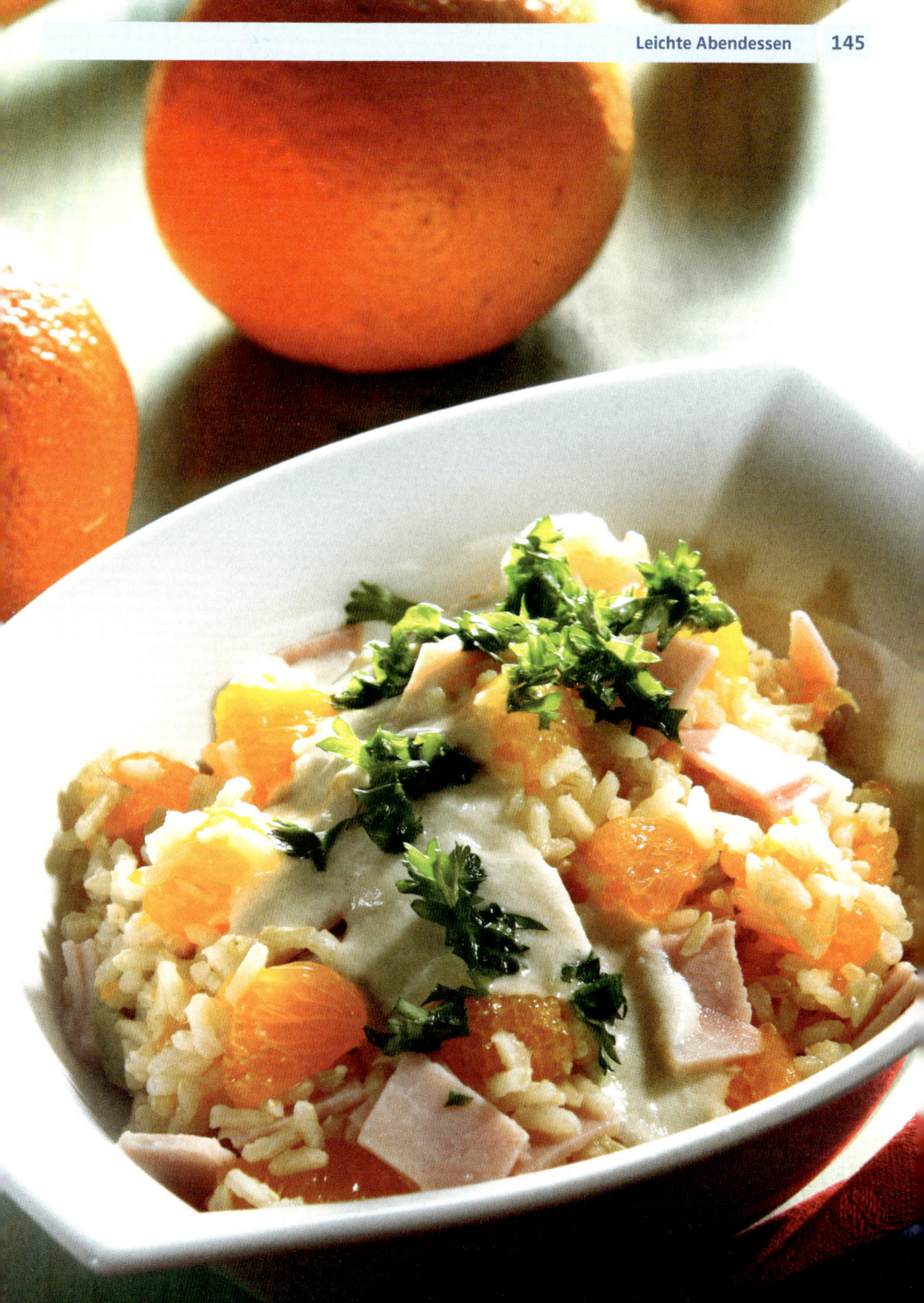

Rucola mit Parmesanspänen

geht schnell

Zubereitungszeit: 10 Minuten

Eine Portion enthält:

135 Kilokalorien	2 g Kohlenhydrate
7 g Eiweiß	2,4 mg Eisen
11 g Fett	0,2 mg Kupfer

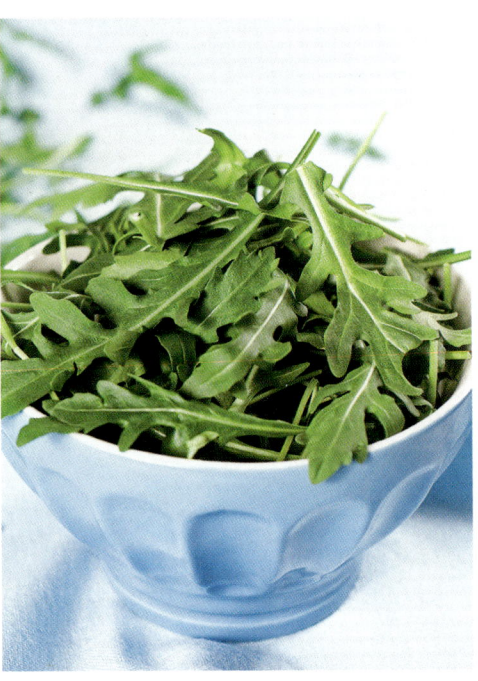

Zutaten für 2 Portionen

1 Handvoll Rucola (ca. 200 g)

1 kleine blaue Zwiebel

2 TL Olivenöl

2 TL Balsamico-Essig

1 geh. EL Basilikum

Salz, Pfeffer

1 Stück Parmesan (ca. 30 g)

Zubereitung

1 Den Rucola putzen und waschen. Den Rucola falls nötig in mundgerechte Stücke schneiden.

2 Die Zwiebel schälen und in feine Würfel schneiden.

3 Aus dem Öl, dem Essig, dem Basilikum und den Gewürzen eine Salatsoße herstellen. Den Salat mit dem Dressing vermischen, mit den gehobelten Parmesanspänen bestreuen und gleich servieren.

TIPPS UND HINWEISE

Dieses Rezept ist geeignet für Fettleber- und Leberzirrhosepatienten mit normaler Eiweißzufuhr. Leberzirrhosepatienten mit reduzierter Eiweißzufuhr und Hepatitispatienten reduzieren die Parmesanmenge um die Hälfte und erhöhen den Ölanteil auf 4 TL. Gallensteinpatienten lassen die Zwiebel weg.

Eine Portion enthält:
148 Kilokalorien
5 g Eiweiß
13 g Fett
2 g Kohlenhydrate
2,4 mg Eisen
0,2 mg Kupfer

Nudelsalat „Yvonne"
braucht etwas mehr Zeit

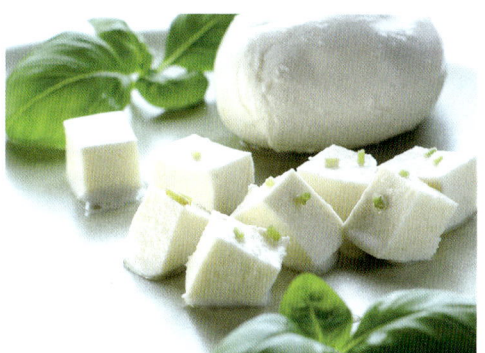

Zubereitungszeit: 20 Minuten
Marinierzeit: 2 Stunden

Eine Portion enthält:
423 Kilokalorien	32 g Kohlenhydrate
16 g Eiweiß	1,5 mg Eisen
26 g Fett	0,2 mg Kupfer

Zutaten für 2 Portionen
1 Tasse Farfalle (Schmetterlingsnudeln, ca. 80 g)
2 große Tomaten
1 kleine rote Zwiebel
½ Mozarella, 45 % F. i. Tr. (ca. 50 g)
4 EL Balsamico-Essig
2 EL Olivenöl
Salz, Pfeffer
2 Zweige frisches Basilikum

Zubereitung
1 Die Nudeln nach Packungsanleitung in Salzwasser „al dente" kochen. Abgießen, mit kaltem Wasser abschrecken und abkühlen lassen.
2 Die Tomaten waschen, putzen und in kleine Stücke schneiden. Die Zwiebel schälen und in feine Würfel schneiden. Die Mozzarellakugel in Würfel schneiden.
3 Aus dem Essig, dem Öl und den Gewürzen eine Salatsoße herstellen. Das frische Basilikum waschen und in feine Streifen schneiden.
4 Den Salat mit der Salatsoße und dem Basilikum vermengen und den Salat mindestens 2 Stunden durchziehen lassen.

TIPPS UND HINWEISE

Dieses Rezept ist geeignet für Fettleber- und Leberzirrhosepatienten mit normaler Eiweißzufuhr. Leberzirrhosepatienten mit reduzierter Eiweißzufuhr und Hepatitispatienten reduzieren die Nudel- und die Mozzarellamenge jeweils um die Hälfte. Weiterhin verwenden Sie zusätzlich eine gelbe Paprikaschote und 1 TL Pinienkerne. Bei Gallensteinleiden streichen Sie die Zwiebel von der Zutatenliste.

Eine Portion enthält:
315 Kilokalorien
10 g Eiweiß
22 g Fett
19 g Kohlenhydrate
1,7 mg Eisen
0,2 mg Kupfer

Sizilianischer Vesperteller
etwas teurer

Zubereitungszeit: 20 Minuten

Eine Portion enthält:

496 Kilokalorien	65 g Kohlenhydrate
21 g Eiweiß	3,3 mg Eisen
16 g Fett	0,5 mg Kupfer

Zutaten für 2 Portionen
- 4 Scheiben Baguette
- 4 Scheiben Vollkorntoast
- 2 dünne Scheiben italienische Salami
- 2 dünne Scheiben Parmaschinken
- 1 Stück Ziegenkäse (ca. 60 g)
- 1 EL schwarze Oliven
- 2 kleine Tomaten
- frisches Basilikum

Zubereitung

1 Die Brotscheiben toasten. Die Salami und den Schinken auf zwei Tellern verteilen, den Ziegenkäse halbieren und in dünne Scheiben schneiden. Die Käsescheiben mit den Oliven ebenfalls auf den beiden Tellern verteilen.

2 Die Tomaten waschen, den Strunk entfernen und die Tomaten in Scheiben schneiden. Die Tomatenscheiben auf beiden Tellern anrichten, mit dem gewaschenen Basilikum garnieren und mit den Broten servieren.

TIPPS UND HINWEISE

Dieses Rezept ist geeignet für Fettleber-, Hepatitis-, Gallenstein- und Leberzirrhosepatienten mit normaler Eiweißzufuhr. Leberzirrhosepatienten mit reduzierter Eiweißzufuhr reduzieren die Käsemenge um die Hälfte und streichen den Schinken von der Zutatenliste. Die Olivenmenge erhöhen Sie auf 2 EL.

Eine Portion enthält:
449 Kilokalorien
15 g Eiweiß
13 g Fett
66 g Kohlenhydrate
3,2 mg Eisen
0,5 mg Kupfer

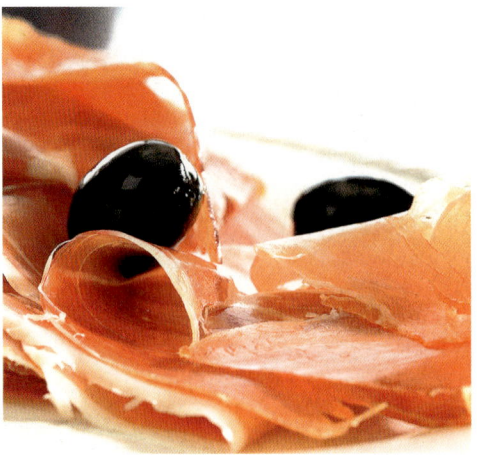

Gebratener Spargel mit Schinkenkrustis

etwas teurer

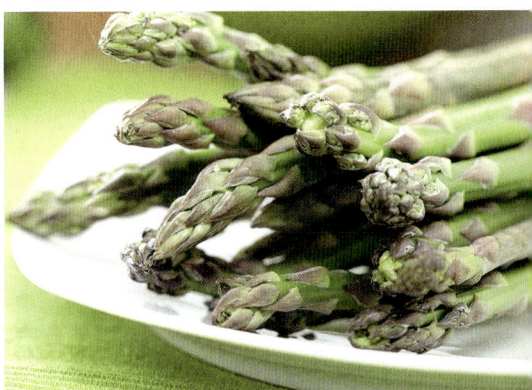

Zubereitungszeit: 25 Minuten

Eine Portion enthält:

143 Kilokalorien	2 g Kohlenhydrate
9 g Eiweiß	0,7 mg Eisen
11 g Fett	0,2 mg Kupfer

Zutaten für 2 Portionen

4 dünne Scheiben geräucherter Schinken (z. B. Serranoschinken)
16 Stangen grüner Spargel
3 TL Olivenöl
1 TL körniger Senf
1 TL weißer Balsamico-Essig
Salz, Pfeffer
Zucker

Zubereitung

1 Den Schinken unter dem vorgeheizten Grill 4–5 Minuten goldbraun grillen, einmal wenden und in Stücke brechen.

2 Den Spargel waschen, das untere Drittel schälen und mit 1 TL Öl bestreichen. Den Spargel nun für circa 5–7 Minuten unter den heißen Grill geben. Wichtig ist hierbei, die Stangen gelegentlich umzudrehen, damit sie nicht schwarz werden.

3 Für das Dressing das restliche Öl, den Senf und den Essig mit einem Schneebesen kräftig verschlagen. Mit den Gewürzen und dem Zucker abschmecken und über die Spargelstangen geben. Den Schinken als Garnitur auf dem Spargel verteilen.

TIPPS UND HINWEISE

Dieses Rezept ist geeignet für Fettleber-, Gallenstein- und Leberzirrhosepatienten mit normaler Eiweißzufuhr. Leberzirrhosepatienten mit reduzierter Eiweißzufuhr und Hepatitispatienten reduzieren die Schinkenmenge auf 1 Scheibe. Die Ölmenge erhöhen Sie auf 2 TL zum Bestreichen der Spargelstangen. Für das Dressing verwenden Sie 2 EL Olivenöl.

Eine Portion enthält:
220 Kilokalorien
8 g Eiweiß
22 g Fett
2 g Kohlenhydrate
0,6 mg Eisen
0,2 mg Kupfer

Gemüsetoast „Rhodos"
geht schnell

Zubereitungszeit: 20 Minuten	
Eine Portion enthält:	
291 Kilokalorien	34 g Kohlenhydrate
12 g Eiweiß	3,2 mg Eisen
12 g Fett	0,4 mg Kupfer

Zutaten für 2 Portionen
- 4 Scheiben Vollkorntoastbrot
- 1 mittleres Stück Zucchini
- 1 mittleres Stück Aubergine
- ½ rote Paprikaschote
- 1 TL Olivenöl
- Salz, Pfeffer
- ½ TL Olivenpaste
- 2 Scheiben Schafskäse, 45 % F. i. Tr.

Zubereitung

1 Den Backofen auf Grillfunktion einstellen und vorheizen.

2 Die Zucchini, die Aubergine und die Paprikaschote waschen und putzen. Die Zucchini und die Aubergine in Scheiben schneiden, die Paprikaschote in breite Streifen schneiden. Ein Backblech mit dem Öl einfetten und die Gemüsestücke darauf verteilen. Unter dem Grill circa 5–10 Minuten garen.

3 Die Toastbrotscheiben leicht toasten und mit der Olivenpaste bestreichen.

4 Die etwas abgekühlten Gemüsestücke auf den Brotscheiben verteilen und mit etwas Salz und Pfeffer würzen.

5 Jeweils eine Scheibe Schafskäse auf dem Toast verteilen und unter dem Grill kurz überbacken.

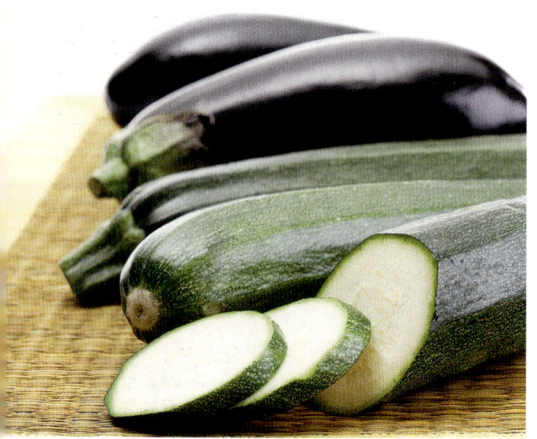

TIPPS UND HINWEISE

Dieses Rezept ist geeignet für Leberzirrhose-, Hepatitis- und Fettleberpatienten. Gallensteinpatienten streichen die Paprikaschote aus der Zutatenliste und erhöhen jeweils den Zucchini- und Auberginenanteil. Die Verträglichkeit der Olivenpaste sollte vorsichtig ausgetestet werden.

Zitronengrassuppe
etwas teurer

Zubereitungszeit: 30 Minuten	

Eine Portion enthält:

128 Kilokalorien	5 g Kohlenhydrate
15 g Eiweiß	0,9 mg Eisen
5 g Fett	0,5 mg Kupfer

Zutaten für 2 Portionen
400 ml Hühnerfond/Brühe
100 ml Kokosmilch
2 Zitronengrasstängel
1 Stück Ingwerwurzel
2 Pfefferkörner
100 g Hühnerfleisch
4 kleine Champignons
2 EL Limettensaft
2 TL Fischsoße
Chilipulver
Frühlingszwiebel
frischer Koriander

Zubereitung
1 Hühnerfond und Kokosmilch in einen Topf geben. Das Zitronengras in circa 3 cm lange Stückchen schneiden, den Ingwer schälen und feinwürfeln. Die Pfefferkörner in einem Mörser grob zerstoßen.
2 Das Hähnchenfilet in schmale Würfel schneiden und zusammen mit den vorbereiteten Geschmackszutaten in den Topf geben. 10 Minuten köcheln lassen. Die Flüssigkeit in einen zweiten Topf durch ein Sieb abgießen und zurück auf den Herd stellen. Die Pilze putzen und in kleine Stücke schneiden, zu der Suppe geben und kurz garziehen lassen.
3 Den Limettensaft und die Fischsoße einrühren, Suppe nun nicht mehr kochen lassen. Beim Anrichten die Suppe mit Chili, Frühlingszwiebeln und frischem Koriander garnieren.

TIPPS UND HINWEISE
Dieses Rezept ist geeignet für Fettleber- und Leberzirrhosepatienten mit normaler Eiweißzufuhr. Leberzirrhosepatienten mit reduzierter Eiweißzufuhr reduzieren den Hühnerfleischanteil auf 30 g und erhöhen den Gemüseanteil auf die doppelte Menge. Am Ende der Garzeit geben Sie noch 1 TL Sojaöl in die Suppe. Gallensteinpatienten streichen die Pilze und das Chiligewürz aus der Zutatenliste und verwenden stattdessen 1 Stück Zucchini.

Eine Portion enthält:
154 Kilokalorien
11 g Eiweiß
10 g Fett
5 g Kohlenhydrate
1,0 mg Eisen
0,5 mg Kupfer

Lauchcremesuppe
lässt sich gut vorbereiten

Zubereitungszeit: 15 Minuten	
Eine Portion enthält:	
190 Kilokalorien	9 g Kohlenhydrate
12 g Eiweiß	2,2 mg Eisen
12 g Fett	0,2 mg Kupfer

Zutaten für 2 Portionen
- 1 kleine Zwiebel
- 1 TL Olivenöl
- 100 g Lauch
- 2 geh. EL Frischkäse, fettreduziert
- 2 Tassen Gemüsebrühe
- 1 TL Zitronensaft
- Salz, Pfeffer
- 1 Scheibe gekochter Schinken

Zubereitung

1 Die Zwiebel schälen und feinhacken. Das Olivenöl in einem kleinen Topf erhitzen und die Zwiebelwürfel darin glasig dünsten.

2 Den Lauch putzen, unter fließendem kalten Wasser gründlich waschen und in Streifen schneiden. Die Lauchstreifen zu den Zwiebeln geben und unter Rühren kurz andünsten. Eine kleine Portion herausnehmen und zur Seite stellen.

3 Danach den Frischkäse dazugeben und verrühren, mit der Gemüsebrühe aufgießen, aufkochen und kurz köcheln lassen.

4 Die Suppe mit dem Pürierstab pürieren und mit Zitronensaft, Salz und Pfeffer abschmecken.

5 Den gekochten Schinken in Streifen schneiden und in einer beschichteten Pfanne kurz knusprig ausbraten und mit dem restlichen Lauch auf der Suppe anrichten.

TIPPS UND HINWEISE

Probieren Sie die Suppe auch einmal mit frischer Kresse oder Rucola.
Dieses Rezept ist geeignet für Leberzirrhosepatienten mit normaler Eiweißzufuhr und für Fettleberpatienten. Gallensteinpatienten streichen den Lauch und die Zwiebel aus der Zutatenliste. Stattdessen verwenden Sie Zucchini als Suppengrundlage. Leberzirrhosepatienten mit eingeschränkter Eiweißzufuhr und Hepatitispatienten verwenden 1 EL Öl und verwenden anstelle des Frischkäses 1 EL Schlagsahne.

Eine Portion enthält:
218 Kilokalorien
8 g Eiweiß
17 g Fett
9 g Kohlenhydrate
2,3 mg Eisen
0,2 mg Kupfer

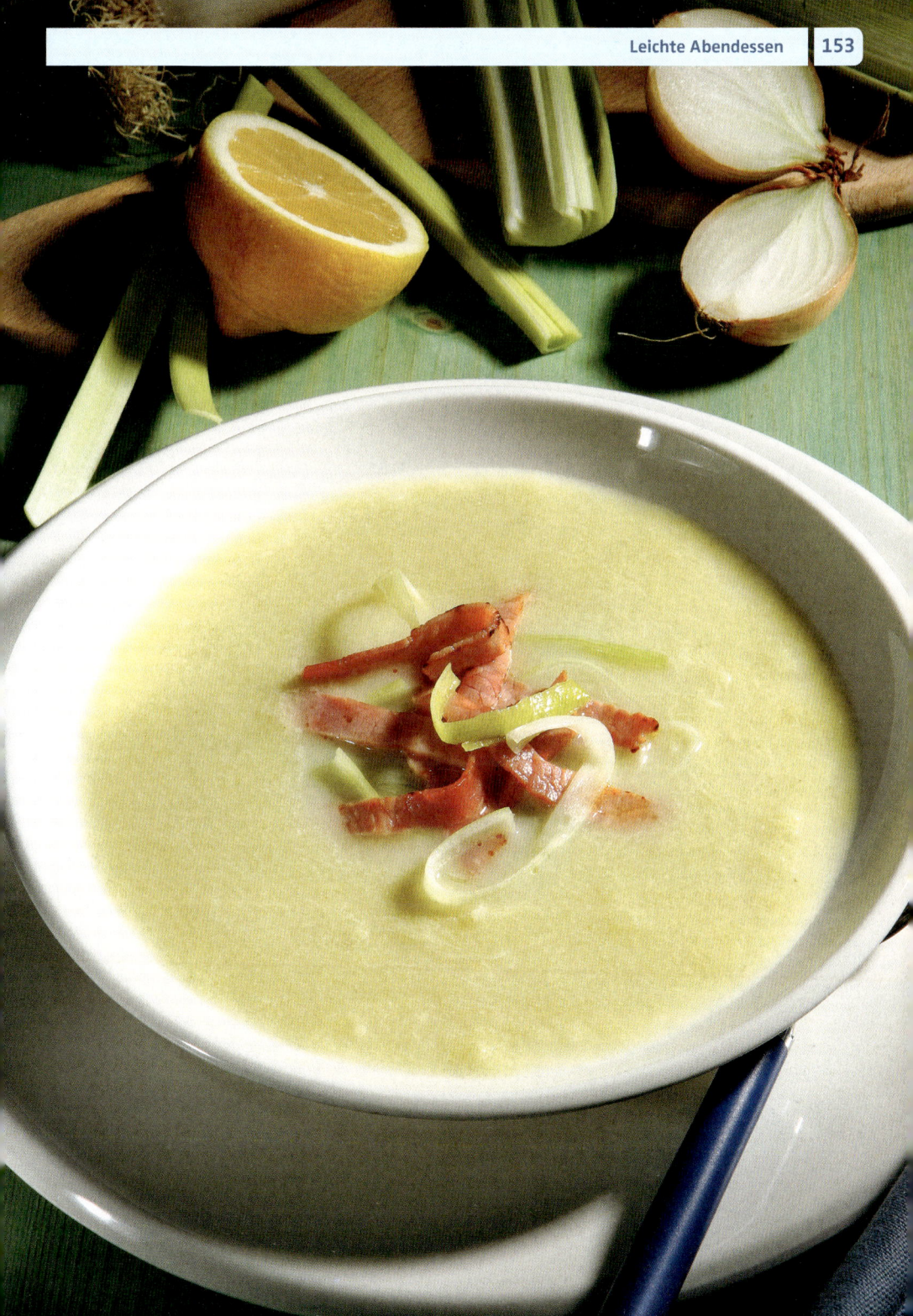

Pastinakensuppe
preisgünstig

Zubereitungszeit: 20 Minuten

Eine Portion enthält:

125 Kilokalorien	10 g Kohlenhydrate
5 g Eiweiß	2,2 mg Eisen
7 g Fett	0,3 mg Kupfer

Zutaten für 2 Portionen

1 kleine Zwiebel

1 mittlere Pastinake

1 mittlere Möhre

2 TL Rapsöl

2 Tassen Gemüsebrühe

2 EL Kondensmilch, 7,5 % Fett

½ TL geriebener Meerrettich (Glas)

2 TL Zitronensaft

Salz, Pfeffer

2 Zweige Petersilie

Zubereitung

1 Die Zwiebel schälen und feinhacken. Die Pastinake und die Möhre waschen, putzen und in feine Streifen schneiden.

2 Das Öl erhitzen und die Gemüsestücke darin andünsten, nach kurzer Garzeit eine kleine Menge der Gemüsestücke herausnehmen und beiseite stellen.

3 Die Gemüsebrühe und die Kondensmilch dazugießen und die Suppe circa 10 Minuten köcheln lassen. Die Suppe mit einem Pürierstab pürieren und mit dem Meerrettich, dem Zitronensaft und den Gewürzen abschmecken.

4 Die Petersilie waschen, trockenschütteln und die Blättchen feinhacken.

5 Die Suppe in zwei Suppentassen füllen und mit den Gemüsestreifen und der gehackten Petersilie garnieren.

TIPPS UND HINWEISE

Dieses Rezept ist geeignet für Leberzirrhosepatienten mit normaler Eiweißzufuhr und für Fettleberpatienten. Gallensteinpatienten streichen die Zwiebel aus der Zutatenliste. Leberzirrhosepatienten mit reduzierter Eiweißzufuhr und Hepatitispatienten erhöhen den Ölanteil auf 1 EL und verwenden anstelle von Kondensmilch Schlagsahne.

Eine Portion enthält:
237 Kilokalorien
5 g Eiweiß
20 g Fett
9 g Kohlenhydrate
2,2 mg Eisen
0,3 mg Kupfer

Artischockenbruschetta
gelingt leicht

Zubereitungszeit: 20 Minuten

Eine Portion enthält:

200 Kilokalorien	29 g Kohlenhydrate
7 g Eiweiß	3,3 mg Eisen
6 g Fett	0,5 mg Kupfer

Zutaten für 2 Portionen
200 g marinierte Artischockenherzen

1 kleine Knoblauchzehe

1 Handvoll Rucola

1 TL Olivenöl

Salz, Pfeffer

9–10 Scheiben Ciabatta

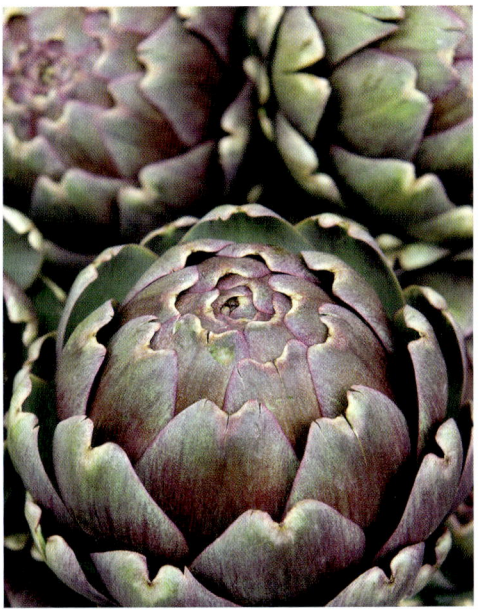

Zubereitung

1 Die Artischockenherzen gut abtropfen lassen. Die Knoblauchzehe schälen und feinhacken.

2 Die Rucolablätter waschen, putzen und in mundgerechte Stücke schneiden. Die Gemüsesorten mit dem Olivenöl mischen und mit Salz und Pfeffer abschmecken.

3 Die Brotscheiben leicht toasten und die Gemüsemasse darauf verteilen.

TIPPS UND HINWEISE

Dieses Rezept ist geeignet für Fettleber- und Leberzirrhosepatienten mit normaler Eiweißzufuhr. Gallensteinpatienten lassen die Knoblauchzehe weg. Die Verträglichkeit von Rucola sollte vorsichtig ausgetestet werden. Leberzirrhosepatienten mit reduzierter Eiweißzufuhr und Hepatitispatienten beträufeln die Brotscheiben nach dem Toasten mit 1 TL Olivenöl.

Eine Portion enthält:
244 Kilokalorien
7 g Eiweiß
11 g Fett
31 g Kohlenhydrate
3,3 mg Eisen
0,5 mg Kupfer

Gefüllte Tomatenscheiben
lässt sich gut vorbereiten

Zubereitungszeit: 15 Minuten
Kühlzeit: ca. 2 Stunden

Eine Portion enthält:
54 Kilokalorien	5 g Kohlenhydrate
7 g Eiweiß	0,9 mg Eisen
0 g Fett	0,1 mg Kupfer

Zutaten für 2 Portionen
- 1 mittelgroße feste Fleischtomate
- 4 EL Magerquark
- 1 Schuss kohlensäurehaltiges Mineralwasser
- 1 kleine Zwiebel
- 1 mittlerer Bund gemischte Kräuter (z. B. Estragon, Dill, Kerbel oder Kresse)
- Zitronensaft
- Worcestersauce
- Salz, Pfeffer

Zubereitung

1 Die Tomate waschen, am Strunkansatz eine Haube abschneiden und das Fruchtfleisch herauslösen und zerkleinern. Den Quark mit dem Mineralwasser verrühren. Die Zwiebel schälen und in feine Würfel schneiden.

2 Die Kräuter waschen und feinhacken, zusammen mit den Zwiebelwürfelchen und den Tomatenstücken unter den Quark mischen. Mit etwas Zitronensaft, ein wenig Worcestersauce und Salz und Pfeffer abschmecken. Die Quarkmasse in die Tomate füllen und für circa 2 Stunden in den Kühlschrank stellen.

3 Kurz vor dem Servieren die Tomate mit einem Tomatenmesser in Scheiben schneiden.

TIPPS UND HINWEISE

Genießen Sie die gefüllten Tomatenscheiben als Brotbelag auf einem herzhaften Vollkornbrot.
Dieses Rezept ist geeignet für Leberzirrhosepatienten mit normaler Eiweißzufuhr und Fettleberpatienten. Leberzirrhosepatienten mit reduzierter Eiweißzufuhr und Hepatitispatienten verwenden als Füllung der Tomate einen Teil Sahnequark (1 geh. EL) und zwei Teile Crème fraîche (2 leicht geh. EL).
Gallensteinpatienten sollten die Verträglichkeit vorsichtig austesten. Zur besseren Verträglichkeit streichen Sie die Zwiebel und verwenden stattdessen etwas frische Brunnenkresse.

Eine Portion enthält:
285 Kilokalorien
6 g Eiweiß
25 g Fett
10 g Kohlenhydrate
1,0 mg Eisen
0,1 mg Kupfer

Olivenbruschetta
gelingt leicht

Zubereitungszeit: 30 Minuten

Eine Portion enthält:

371 Kilokalorien	28 g Kohlenhydrate
8 g Eiweiß	2,1 mg Eisen
25 g Fett	0,3 mg Kupfer

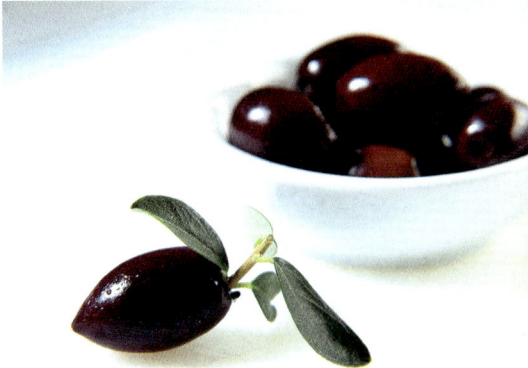

Zutaten für 2 Portionen
60 g schwarze Oliven (Glas)
1 kleine Knoblauchzehe
1 kleines Stück Schafskäse, 45 % F. i. Tr.
4 Stängel Petersilie
einige Blättchen frischer Thymian
Salz, Pfeffer
9–10 Scheiben Ciabatta

Zubereitung

1 Die Oliven gut abtropfen lassen und grob zerkleinern. Die Knoblauchzehe schälen und feinhacken.

2 Den Ziegenkäse in kleine Würfel schneiden und zusammen mit den Oliven- und den Knoblauchwürfeln in eine kleine Schüssel geben.

3 Die Kräuter waschen, die Blättchen von den Stängeln zupfen und feinhacken. Zusammen mit etwas Salz und Pfeffer zu der Olivenmasse geben und abschmecken.

4 Die Ciabattascheiben leicht toasten und mit der Olivenmasse bestreichen.

TIPPS UND HINWEISE

Dieses Rezept ist geeignet für Fettleberpatienten und Leberzirrhosepatienten mit normaler Eiweißzufuhr. Gallensteinpatienten streichen die Knoblauchzehe aus der Zutatenliste. Leberzirrhosepatienten mit reduzierter Eiweißzufuhr und Hepatitispatienten beträufeln die Brotscheiben nach dem Toasten mit 1 TL Raps- oder Olivenöl.

Eine Portion enthält:
415 Kilokalorien
8 g Eiweiß
30 g Fett
28 g Kohlenhydrate
2,1 mg Eisen
0,3 mg Kupfer

SÜSSE ZWISCHENMAHLZEITEN UND DESSERTS

Selbstgemachter Brombeerjoghurt
gelingt leicht

Zubereitungszeit: 10 Minuten

Eine Portion enthält:

159 Kilokalorien	27 g Kohlenhydrate
5 g Eiweiß	1,2 mg Eisen
3 g Fett	0,1 mg Kupfer

Zutaten für 2 Portionen
- 2 Portionen Brombeeren (ca. 250 g)
- 6 geh. EL Naturjoghurt
- 2 EL Buttermilch
- 1 EL Zucker oder flüssiger Süßstoff

Zubereitung

1 Die Brombeeren waschen, putzen und in mundgerechte Stücke schneiden. Die Hälfte der Früchte mit einem Pürierstab zerkleinern.

2 Den Joghurt mit einem Schneebesen und der Buttermilch glattrühren. Das Brombeermus unterrühren und mit Zucker oder Süßstoff abschmecken.

3 Die übrigen Fruchtstücke vorsichtig unter die Joghurtmasse heben.

TIPPS UND HINWEISE

Dieses Rezept ist geeignet für Fettleber-, Gallenstein- und Leberzirrhosepatienten mit normaler Eiweißzufuhr. Leberzirrhosepatienten mit reduzierter Eiweißzufuhr reduzieren die Brombeermenge auf 50 g und nehmen zusätzlich 1 EL Johannisbeersaft. Den fettarmen Joghurt tauschen Sie gegen Vollmilchjoghurt aus, reduzieren die Menge aber auf 3 EL. Anstelle der Buttermilch verwenden Sie 2 EL geschlagene Sahne.

Eine Portion enthält:
220 Kilokalorien
3 g Eiweiß
12 g Fett
24 g Kohlenhydrate
0,6 mg Eisen
0,1 mg Kupfer

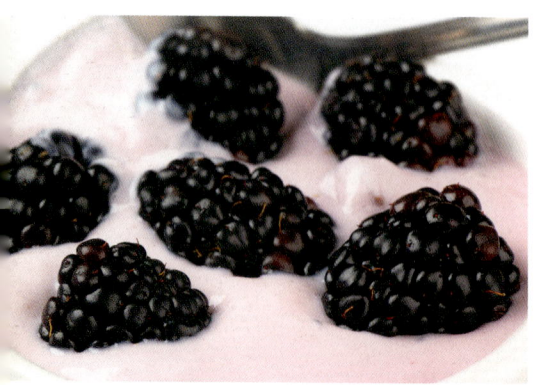

Bananen-Grapefruit-Gelee
geht schnell

Zubereitungszeit: 10 Minuten
Kühlzeit: 30 Minuten

Eine Portion enthält:
167 Kilokalorien	34 g Kohlenhydrate
2 g Eiweiß	1,0 mg Eisen
0 g Fett	0,2 mg Kupfer

Zutaten für 2 Portionen
2 kleine Bananen

2 kleine Gläser Grapefruitsaft (ca. 300 ml)

1 TL Agar-Agar

Zubereitung
1 Die Bananen schälen und in kleine Stücke schneiden, etwas von dem Grapefruitsaft darübergießen. Die Obststückchen in eine Dessertschale geben.
2 Den Grapefruitsaft mit dem Agar-Agar in einem kleinen Topf erwärmen.
3 Den Saft über die Bananenstücke gießen und kalt stellen.

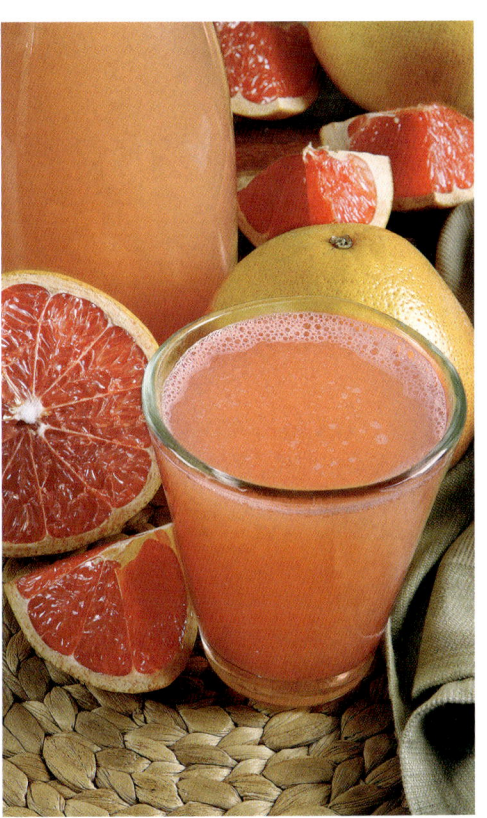

TIPPS UND HINWEISE

Servieren Sie das Gelee mit einer frisch zubereiteten, echten Vanillesoße (siehe Seite 160). Agar-Agar erhalten Sie in Reformhäusern, Naturkostläden oder Apotheken. Bei diesem Geliermittel handelt es sich um ein Algenextrakt, welches deutlich schneller als Gelatine bindet.
Dieses Rezept ist geeignet für Fettleber-, Gallenstein- und Leberzirrhosepatienten.

Echte Vanillesoße
gut vorzubereitent

Zubereitungszeit: 10 Minuten

Eine Portion enthält:

66 Kilokalorien	9 g Kohlenhydrate
3 g Eiweiß	0,1 mg Eisen
2 g Fett	0 mg Kupfer

Zutaten für 2 Portionen
2 kleine Tassen Milch, 1,5 % Fett (ca. 200 ml)
1 Vanilleschote
1 TL Speisestärke
flüssiger Süßstoff nach Belieben

Zubereitung

1 Die Milch in einen mit kaltem Wasser ausgespülten kleinen Topf geben.
2 Die Vanilleschote mit einem scharfen Messer der Länge nach aufschneiden und das Mark herauskratzen. Die Schote und das Mark zu der Milch geben und die Vanillemilch zum Kochen bringen.
3 Die Speisestärke mit etwas kaltem Wasser glatt rühren und mit dem Süßstoff vermischen.
4 Sobald die Milch kocht, die angerührte Stärke hineingeben und kurz aufkochen lassen. Die Soße abkühlen lassen.

TIPPS UND HINWEISE

Dieses Rezept ist geeignet für Fettleber-, Gallenstein- und Leberzirrhosepatienten mit normaler Eiweißzufuhr. Leberzirrhosepatienten mit reduzierter Eiweißzufuhr und Hepatitispatienten verwenden anstelle der Milch ein Wasser-Sahne-Gemisch (Mischungsverhältnis 1:1) und anstelle des Süßstoffs 1 EL Zucker.

Eine Portion enthält:
202 Kilokalorien
1 g Eiweiß
15 g Fett
16 g Kohlenhydrate
1,1 mg Eisen
0,2 mg Kupfer

Mangodessert
braucht etwas mehr Zeit

Zubereitungszeit: 15 Minuten
Kühlzeit: 3 Stunden

Eine Portion enthält:
225 Kilokalorien	36 g Kohlenhydrate
10 g Eiweiß	0,7 mg Eisen
4 g Fett	0,2 mg Kupfer

Zutaten für 2 Portionen
- 2 Blatt Gelatine
- 4 geh. EL Schichtkäse
- 6 EL Milch, 1,5 % Fett
- flüssiger Süßstoff
- 2 EL Zitronensaft
- 1 mittlere Mango

TIPPS UND HINWEISE

Dieses Rezept ist geeignet für Fettleber- und Leberzirrhosepatienten mit normaler Eiweißzufuhr. Leberzirrhosepatienten ersetzen den Schichtkäse durch Sahnequark (40 % Fett), die fettarme Milch durch Vollmilch oder Sahne. Gallensteinpatienten testen die Verträglichkeit der Mango vorsichtig aus.

Eine Portion enthält:
258 Kilokalorien
9 g Eiweiß
8 g Fett
35 g Kohlenhydrate
0,7 mg Eisen
0,2 mg Kupfer

Zubereitung

1 Die Gelatineblätter in kaltem Wasser einweichen.

2 Den Schichtkäse mit 4 EL Milch und dem Zitronensaft verrühren, die Masse mit flüssigem Süßstoff abschmecken.

3 Die restliche Milch erwärmen und die ausgedrückte Gelatine darin auflösen, zur Schichtkäsecreme geben und gut verrühren. Die Masse in eine Form füllen und im Kühlschrank fest werden lassen.

4 Die Mango schälen und in schmalen Spalten vom Kern schneiden, die Spalten in kleine Würfel schneiden und als Garnitur auf dem Schichtkäsedessert verteilen.

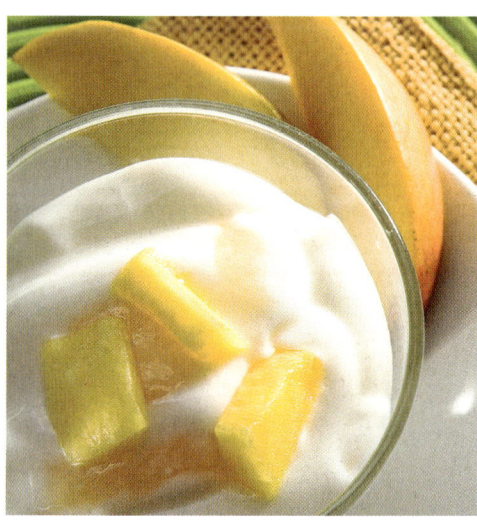

Winterliche Creme
braucht etwas mehr Zeit

Zubereitungszeit: 20 Minuten
Kühlzeit: 45 Minuten

Eine Portion enthält:
- 133 Kilokalorien
- 12 g Eiweiß
- 1 g Fett
- 17 g Kohlenhydrate
- 0,9 mg Eisen
- 0,1 mg Kupfer

Zutaten für 2 Portionen
- 4 geh. EL Magerquark
- 2 geh. EL Naturjoghurt, 1,5 % Fett
- einige Tropfen Süßstoff
- ½ TL Orangenaroma
- ½ TL Zimt
- 2 Pr. Kardamom
- 2 Blatt weiße Gelatine
- 2 mittlere Orangen

Zubereitung

1 Die Gelatineblätter in kaltem Wasser einweichen.

2 Den Quark und den Joghurt mit einem Schneebesen glattrühren. Mit Süßstoff (Menge nach Belieben), dem Orangenaroma, dem Zimt und dem Kardamom abschmecken.

3 Die Gelatine über dem Wasserbad auflösen und mit 1 TL Quarkmasse verrühren. Danach unter die restliche Masse geben und in ein kleines Dessertschälchen füllen. Die Creme circa 45 Minuten im Kühlschrank kaltstellen.

4 Kurz vor Ende der Kühlzeit die Orange schälen und in Scheiben schneiden. Auf zwei Teller anrichten und mit einem Esslöffel aus der Creme Nocken abstechen. Als Garnitur bestreuen Sie die Orangenscheiben und die Cremenocken mit etwas Zimt.

TIPPS UND HINWEISE

Dieses Rezept ist geeignet für Fettleber-, Gallenstein- und Leberzirrhosepatienten mit normaler Eiweißzufuhr. Leberzirrhosepatienten mit reduzierter Eiweißzufuhr und Hepatitispatienten ersetzen den Magerquark durch Sahnequark (40 % Fett) und den Naturjoghurt durch Schlagsahne. Die Sahne heben Sie steifgeschlagen unter den Quark. Anstelle des Süßstoffs verwenden Sie 1 EL Zucker zum Süßen.

Eine Portion enthält:
- 307 Kilokalorien
- 9 g Eiweiß
- 16 g Fett
- 32 g Kohlenhydrate
- 0,7 mg Eisen
- 0,1 mg Kupfer

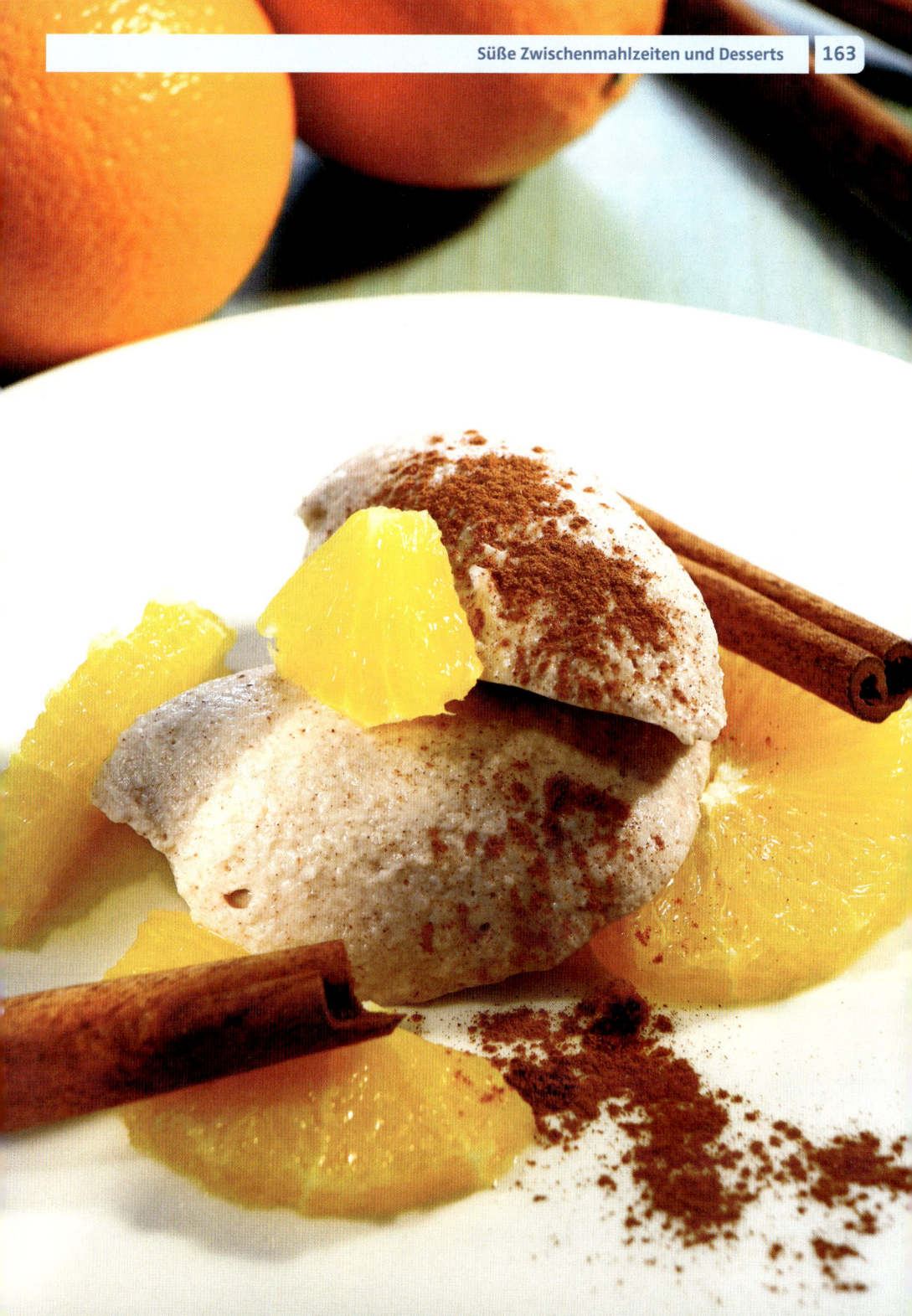

Süßer Auflauf
gelingt leicht

Zubereitungszeit: 35 Minuten	
Eine Portion enthält:	
391 Kilokalorien	63 g Kohlenhydrate
13 g Eiweiß	2,1 mg Eisen
9 g Fett	0,2 mg Kupfer

Zutaten für 2 Portionen
1 TL Butter
2 Pfirsiche (ca. 200 g)
4 geh. EL Mehl, Typ 405
2 gestr. EL Zucker
2 kleine Eier
1 kleine Tasse Milch, 1,5 % Fett (ca. 200 ml)
2 Msp. Backpulver
2 TL Puderzucker

> **TIPPS UND HINWEISE**
>
> Dieses Rezept ist geeignet für Fettleber- und Leberzirrhosepatienten mit normaler Eiweißzufuhr. Leberzirrhosepatienten mit reduzierter Eiweißzufuhr und Hepatitispatienten verwenden statt Milch ein Sahne-Wasser-Gemisch aus 70 ml Schlagsahne und 50 ml kohlensäurehaltigem Mineralwasser. Diese Mischung spart Eiweiß und liefert gleichzeitig viel Energie. Gallensteinpatienten testen die Verträglichkeit der Pfirsiche vorsichtig. Ebenso eignen sich auch Erdbeeren, Birnen, Äpfel und anderes Obst zur Herstellung des Auflaufs.

Zubereitung

1 Eine kleine Auflaufform (Ø circa 18 cm) mit der Butter einfetten und den Backofen auf 180 °C vorheizen.

2 Die Pfirsiche waschen, halbieren, den Stein entfernen, das Fruchtfleisch in Würfel schneiden und auf dem Boden der Form verteilen.

3 Den Zucker mit dem Eigelb zu einer Schaummasse verrühren. Das Eiklar mit den Schneebesen des Handrührgerätes zu Eischnee schlagen. Die Milch, das Mehl und das Backpulver zu der Schaummasse geben und den Eischnee vorsichtig unterheben. Die Masse über den Früchten verteilen und im Backofen auf der mittleren Schiene 20–25 Minuten backen. Der Auflauf geht beim Backen etwas auf. Er ist fertig, wenn die Oberseite hell-goldbraun ist.

4 Den Auflauf mit Puderzucker bestäuben und gleich servieren.

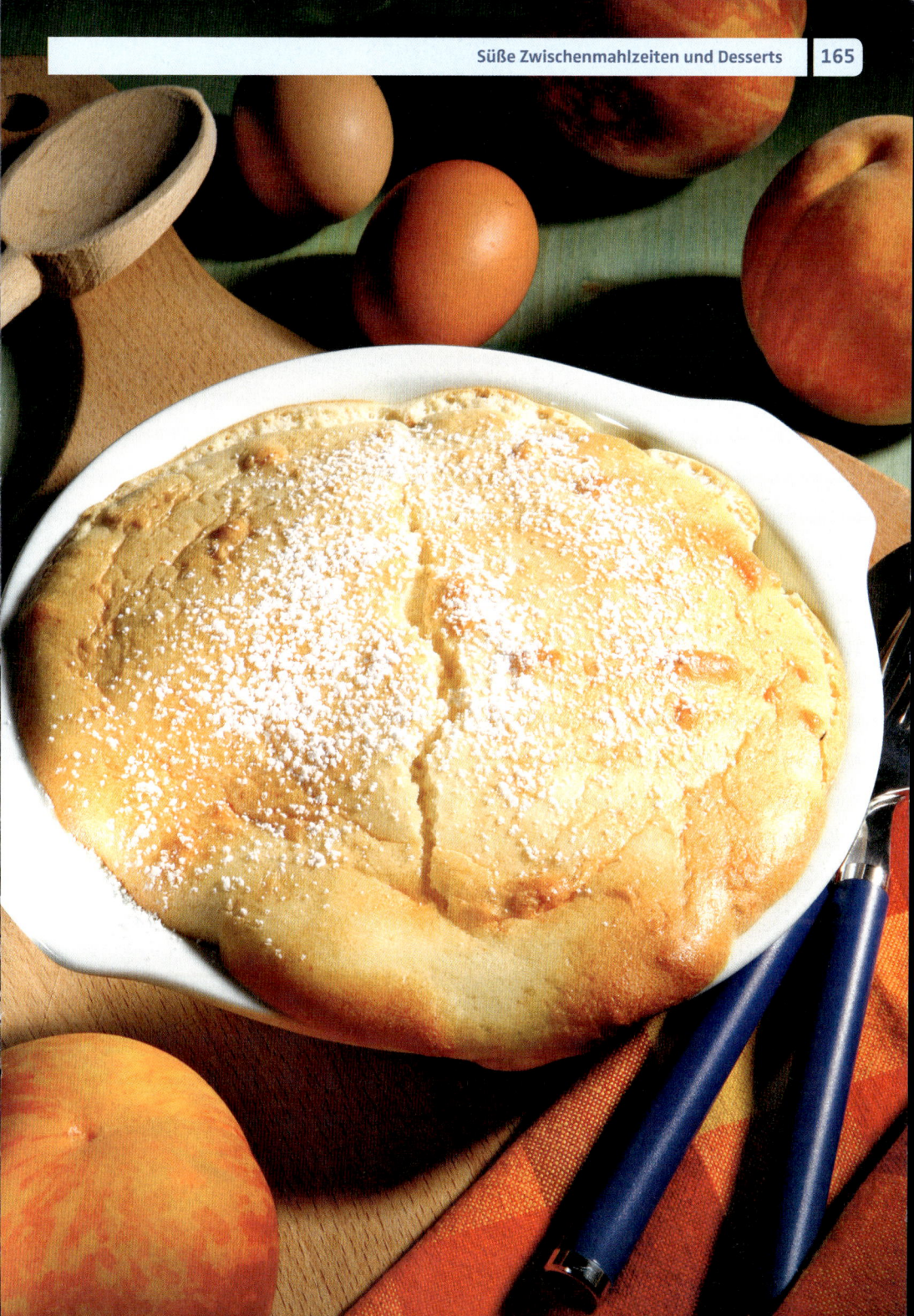

Gugelhupf
braucht etwas mehr Zeit

Zubereitungszeit: 30 Minuten
Gehzeit: 60 Minuten
Backzeit: 35 Minuten

Eine Stück enthält:
315 Kilokalorien 38 g Kohlenhydrate
7 g Eiweiß 2,0 mg Eisen
15 g Fett 0,4 mg Kupfer

Zutaten für ca. 8 Stücke
5 getrocknete Aprikosen
2 geh. EL Rosinen
½ Würfel frische Hefe
2 geh. EL Zucker
½ kleine Tasse lauwarme Milch, 1,5 % Fett (ca. 60 ml)
125 g Butter oder Diätmargarine
250 g Weizenmehl, Type 405
1 Prise Salz
1 TL abgeriebene unbehandelte Zitronenschale
2 kleine Eier
Puderzucker zum Bestäuben

Zubereitung
1 Die Aprikosen würfeln und die Rosinen kurz unter heißem Wasser waschen. Die Hefe zerbröckeln und mit 1 TL Zucker in der Milch auflösen und an einem warmen Ort 10 Minuten gehen lassen.

2 Die Margarine bzw. Butter schmelzen und mit dem gesiebten Mehl, dem restlichen Zucker, dem Salz, der Zitronenschale und den Eiern verrühren. Danach die Hefemilch zugeben und alle Zutaten mit den Knethaken des Handrührgerätes zu einem glatten Teig verkneten.

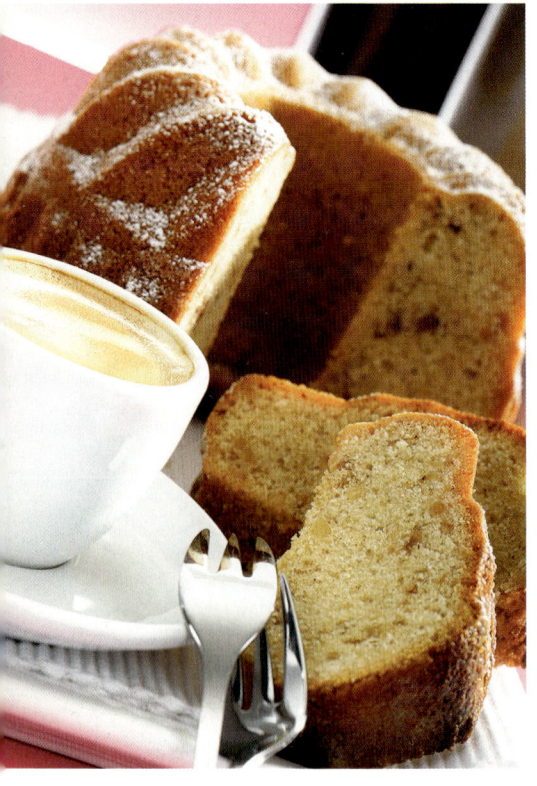

3 Die Trockenfrüchte wenn nötig trockentupfen und unter den Teig kneten.
4 Den Hefeteig an einem warmen Ort zur doppelten Größe aufgehen lassen. Den Backofen auf 175 °C vorheizen.
5 Eine Mini-Gugelhupfform (Ø 18 cm) oder Kastenform (Länge: 20 cm) fetten, den Teig einfüllen und weitere 30 Minuten gehen lassen.
6 Die Kuchenform auf der mittleren Schiene circa 30–40 Minuten backen. Den Kuchen aus der Form stürzen und abkühlen lassen. Vor dem Servieren mit Puderzucker bestäuben.

TIPPS UND HINWEISE

Bei Verwendung von Trockenhefe vermengen Sie 1 Päckchen Trockenhefe mit den Teigzutaten. Die Herstellung eines Vorteiges entfällt.
Dieses Rezept ist geeignet für Fettleber-, Gallenstein-, Hepatitis- und Leberzirrhosepatienten. Patienten mit erhöhtem Cholesterinspiegel sollten bei der Auswahl ihres Kochfettes auf geeignete pflanzliche Fette achten. Daher empfehlen wir Ihnen bei erhöhtem Blutcholesterinspiegel die Verwendung von Diätmargarine.

Zitronenlimonade
lässt sich gut vorbereiten

Zubereitungszeit: 5 Minuten
Abkühlzeit: 1 Stunde

Eine Portion enthält:
264 Kilokalorien   62 g Kohlenhydrate
0 g Eiweiß   0,5 mg Eisen
0 g Fett   0,2 mg Kupfer

Zutaten für 2 Portionen
4 geh. EL Zucker
1 kleines Glas Zitronensaft
400 ml kohlensäurehaltiges Mineralwasser

Zubereitung
1 Den Zucker und den Zitronensaft in ein Mixglas geben und gut durchmixen.
2 Das Mineralwasser zugießen. Die Limonade in ein Gefäß geben und kalt stellen. Serviert wird die Limonade mit Eiswürfeln.

TIPPS UND HINWEISE

Dieses Rezept ist geeignet für Fettleber-, Gallenstein-, Hepatitis- und Leberzirrhosepatienten.

Zitronenmelisse-Eistee

lässt sich gut vorbereiten

Zubereitungszeit: 15 Minuten	
Abkühlzeit: 1 Stunde	
Eine Portion enthält:	
18 Kilokalorien	4 g Kohlenhydrate
0 g Eiweiß	0,1 mg Eisen
0 g Fett	0 mg Kupfer

Zutaten für 2 Portionen
1 große Handvoll Zitronenmelisseblätter
1 Stück ungespritzte Zitronenschale
500 ml Wasser
2 TL brauner Zucker

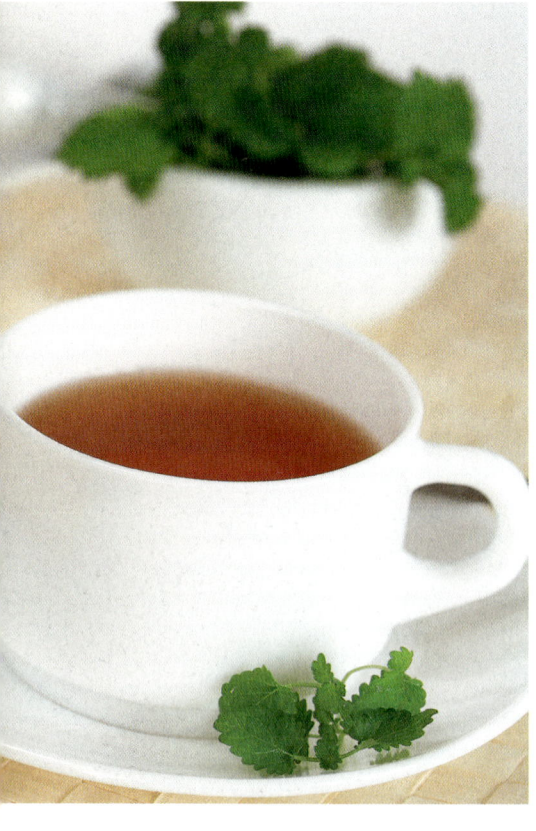

Zubereitung

1 Zwei Melissenblätter zur Seite legen. Die restlichen Blätter und die Zitronenschale in eine Schüssel geben. Das Wasser zum Kochen bringen und in die Schüssel gießen. Den Zucker dazugeben und solange rühren, bis er sich aufgelöst hat.
2 Den Tee 10 Minuten ziehen lassen, danach durch ein Sieb gießen und kalt stellen.
3 Gut gekühlt mit den restlichen Blättern und Eiswürfeln servieren.

TIPPS UND HINWEISE

Dieses Rezept ist geeignet für Fettleber-, Gallenstein-, Hepatitis- und Leberzirrhosepatienten.

Knusperwaffeln
gelingt leicht

Zubereitungszeit: 10 Minuten
Quellzeit: 15 Minuten
Backzeit: 20 Minuten

Eine Waffel enthält:

130 Kilokalorien	14 g Kohlenhydrate
4 g Eiweiß	0,9 mg Eisen
6 g Fett	0,1 mg Kupfer

Zutaten für 5 Waffeln
1 geh. EL weiche Butter
1 EL Zucker
1 Pck. Vanillezucker
1 Ei (Gewichtsklasse M)
2 geh. EL Weizenmehl, Type 1050
½ TL Backpulver
5 geh. EL Schmelzflocken
1 kleine Tasse Milch, 1,5 % Fett (ca. 125 ml)
Zitronenschale
Bittermandelaroma
flüssiger Süßstoff
½ TL Rapsöl

Zubereitung

1 Die Butter mit dem Zucker und dem Vanillezucker schaumig rühren. Das Ei dazugeben.

2 Das Mehl mit dem Backpulver und den Schmelzflocken vermischen und zu der Buttermasse geben. Die Milch und die restlichen Aromen dazugeben und mit dem Süßstoff abschmecken. Den Teig 15 Minuten quellen lassen.

3 Das Waffeleisen vorheizen und mit wenig Öl einpinseln. Eine halbe Kelle Waffelteig gleichmäßig auf dem Waffeleisen verteilen und jede Waffel circa 4 Minuten backen.

TIPPS UND HINWEISE

Dieses Rezept ist geeignet für Fettleber-, Gallenstein-, Hepatitis- und Leberzirrhosepatienten. Patienten mit erhöhtem Cholesterinspiegel sollten auch bei der Auswahl ihres Kochfettes auf geeignete pflanzliche Fette achten. Daher empfehlen wir Ihnen bei erhöhtem Blutcholesterinspiegel die Verwendung von Diätmargarine für dieses Rezept.

Windbeutel

lassen sich gut vorbereiten

Zubereitungszeit: 35 Minuten
Backzeit: 30 Minuten

Ein Windbeutel enthält:
126 Kilokalorien	17 g Kohlenhydrate
4 g Eiweiß	0,7 mg Eisen
5 g Fett	0,1 mg Kupfer

Zutaten für 15 Stücke

Teig
150 g Weizenmehl, Type 405
3 EL Speisestärke
1 gestrichener TL Backpulver
¼ l Wasser
3 EL Butter oder Diätmargarine
4 Eier

Fruchtfüllung
350 g Schattenmorellen (Glas)
¼ l Kirschsaft
2 EL Vanillepuddingpulver
einige Tropfen Süßstoff

Zubereitung

1 Für die Windbeutel das Mehl (1 EL zur Seite stellen) und die Stärke miteinander in eine Schüssel sieben.

2 Das Wasser und die Butter bzw. Margarine in einen Topf geben und zum Kochen bringen. Den Topf vom Herd nehmen und die Mehl-Stärke-Mischung unter ständigem Rühren (Rührlöffel) in die Flüssigkeit schütten. Die Masse zu einem glatten Kloß werden lassen und 1 Minute erhitzen, dabei den Topf wieder zurück auf die Platte stellen.

3 Danach den Teig in eine Rührschüssel geben und die Eier mit den Rührhaken des Handrührgerätes nach und nach unterrühren, der Teig muss glänzend aussehen. Den restlichen EL Mehl mit dem Backpulver mischen und erst jetzt zum Teig geben.

4 Den Backofen auf 200 °C vorheizen und ein Backblech mit Backpapier belegen.

5 Den Teig entweder mit dem Spritzbeutel oder mit Hilfe von zwei Esslöffeln in 15 gleichgroße Teigportionen auf das Blech setzen. Das Blech auf der mittleren Einschubleiste für circa 30 Minuten im Backofen backen.

6 Den Fruchtsaft in einen kleinen Topf geben und zum Kochen bringen. Das Vanillepuddingpulver mit etwas Saft glattrühren und – sobald der Fruchtsaft kocht – mit einem Schneebesen einrühren. Den Kirsch-Vanillepudding 1 Minute aufkochen lassen und danach die Früchte dazugeben, bei Bedarf mit etwas flüssigem Süßstoff abschmecken und abkühlen lassen.

7 Am Ende der Backzeit die Windbeutel aus dem Ofen nehmen und auf einem Rost abkühlen lassen.

8 Das obere Drittel der Windbeutel mit einer Schere abschneiden und mit der ausgekühlten Kirschmasse füllen.

TIPPS UND HINWEISE

Die Ofentür muss die ersten 15 Minuten geschlossen bleiben, da die Windbeutel sonst zusammenfallen würden.

Dieses Rezept ist geeignet für Fettleber- und Leberzirrhosepatienten mit normaler Eiweißzufuhr. Leberzirrhosepatienten mit reduzierter Eiweißzufuhr und Hepatitispatienten verwenden anstelle des flüssigen Süßstoffs 1 geh. EL Zucker für die Herstellung der Fruchtmasse. Als zusätzliche Verfeinerung können sie noch 1 EL geschlagene Sahne als Verzierung in jeden Windbeutel einfüllen. Gallensteinpatienten verwenden als Fruchtfüllung frische Erdbeeren, Heidelbeeren, Mandarinen, Pfirsich usw.

Patienten mit erhöhtem Cholesterinspiegel sollten auch bei der Auswahl ihres Kochfettes auf geeignete pflanzliche Fette achten. Daher empfehlen wir Ihnen bei erhöhtem Blutcholesterinspiegel die Verwendung von Diätmargarine für dieses Rezept.

Ein Windbeutel enthält:
305 Kilokalorien
4 g Eiweiß
11 g Fett
47 g Kohlenhydrate
0,9 mg Eisen
0,1 mg Kupfer

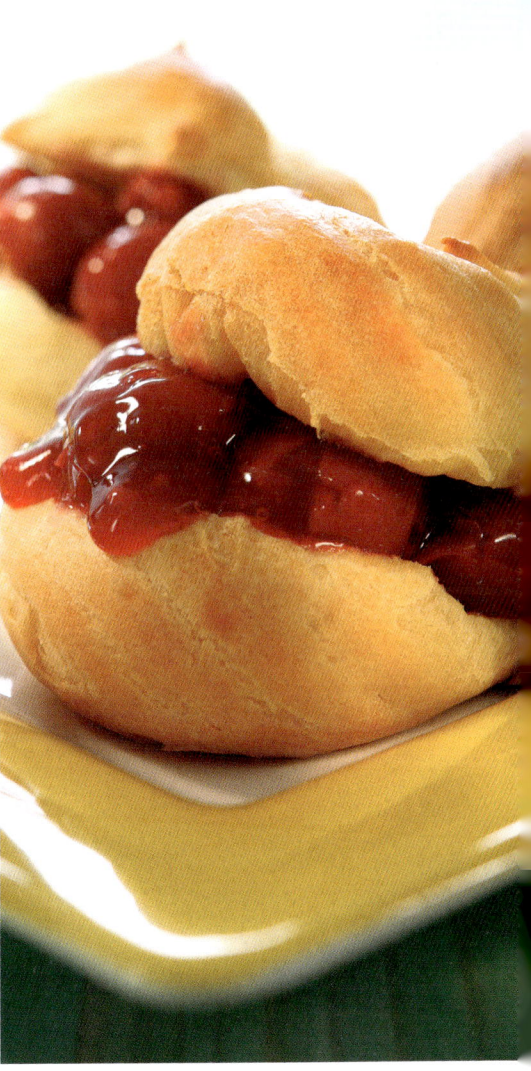

Selbstgemachtes Fruchteis

gelingt leicht

Zubereitungszeit: 15 Minuten
Gefrierzeit: 3 Stunden

Eine Portion enthält:

59 Kilokalorien	13 g Kohlenhydrate
1 g Eiweiß	0,5 mg Eisen
0 g Fett	0,1 mg Kupfer

Zutaten für 4–6 Stücke

150 g Himbeeren
150 g Brombeeren
Mark von 1 Vanilleschote
2 geh. EL Puderzucker

Zubereitung

1 Die Beeren waschen, putzen, einige Beeren zur Seite stellen und die restlichen Früchte mit einem Mixer zu einer glatten Masse pürieren.

2 Die Fruchtmasse mit dem Vanillemark und dem Puderzucker abschmecken und in die Eisformen einfüllen.

3 Die Formen für 30 Minuten in den Gefrierschrank stellen, danach erst die Stiele hineinstecken. Das Eis nun nochmal für 2½–3 Stunden gefrieren.

TIPPS UND HINWEISE

Dieses Rezept ist geeignet für Fettleber-, Gallenstein-, Hepatitis- und Leberzirrhosepatienten. Das Eis ist drei Wochen haltbar, schmeckt aber am Tag der Herstellung am besten. Wer die körnige Konsistenz nicht mag, streicht das Fruchtmus vor dem Abfüllen in die Eisformen durch ein Sieb. Dadurch gehen allerdings die meisten der günstigen Ballaststoffe verloren. Ballaststoffe sind vor allem für Leberzirrhosepatienten wichtig, da sie die Giftstoffe im Darm binden und somit das Risiko einer Vergiftung des Gehirns (hepatische Enzephalopathie) reduzieren. Auch bei Patienten mit Mastfettleber sind Ballaststoffe hilfreiche Bestandteile des Essens, denn sie sind der Garant für eine ausreichende Sättigung.

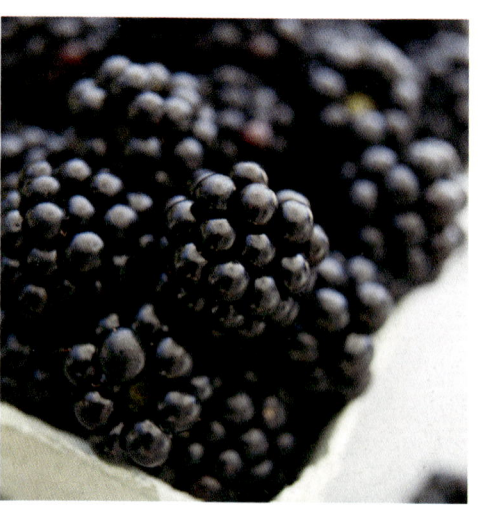

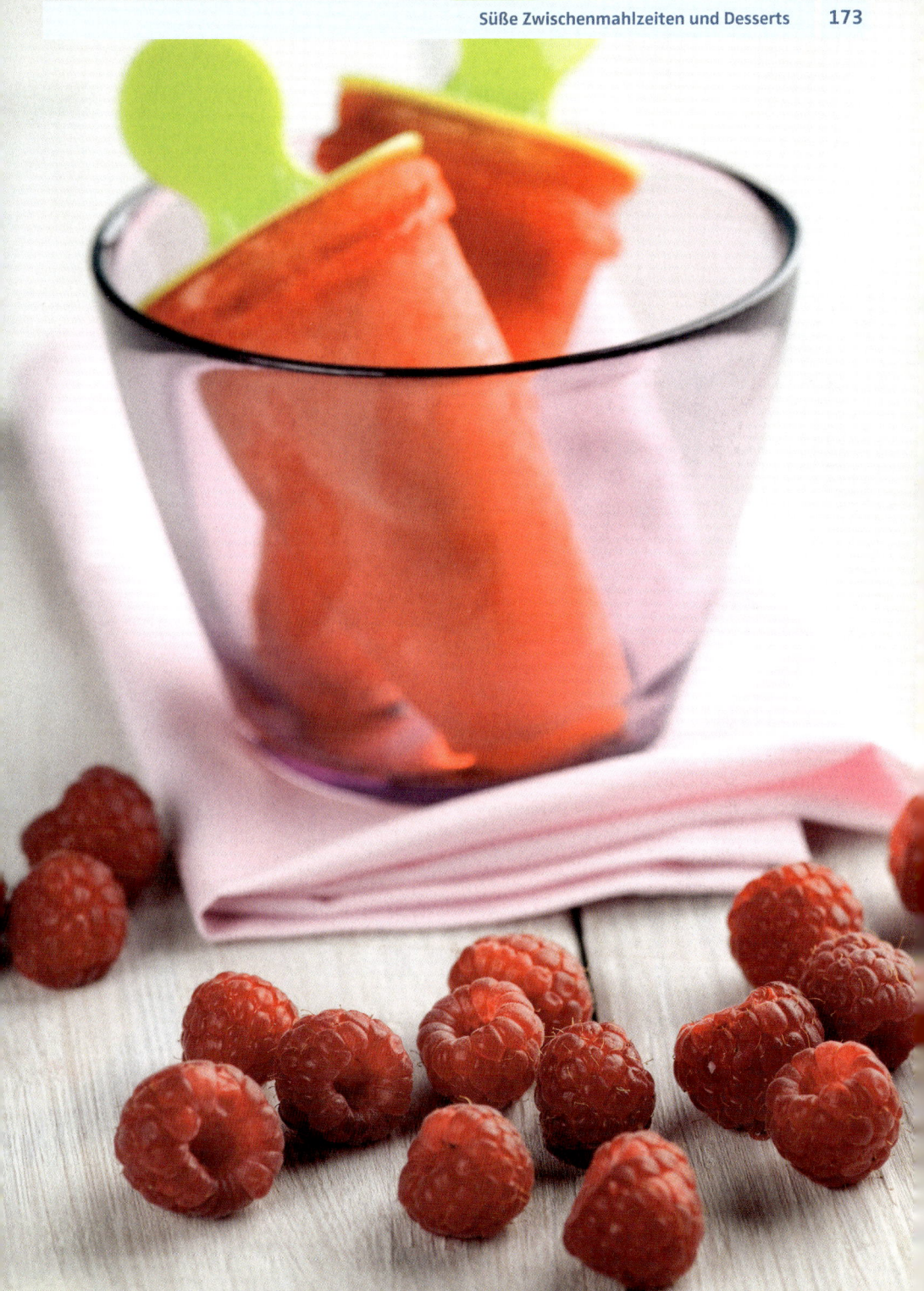

ANHANG

Adressen

BDO – Bundesverband der Organtransplantierten e. V.
Paul-Rücker-Straße 22
47059 Duisburg
Tel.: 0203 442010
E-Mail: geschaeftsstelle@bdo-ev.de
www.bdo-ev.de

BzgA – Bundeszentrale für gesundheitliche Aufklärung
Ostmerheimer Straße 220
51109 Köln
Tel.: 0221 89920
E-Mail: poststelle@bzga.de
www.bzga.de

Deutsche Gesellschaft zur Bekämpfung der Krankheiten von Magen, Darm und Leber sowie von Störungen des Stoffwechsels und der Ernährung (Gastro-Liga) e. V.
Friedrich-List-Straße 13
35398 Gießen
Tel.: 0641 974810
E-Mail: geschaeftsstelle@gastro-liga.de
www.gastro-liga.de

Deutsche Leberhilfe e.V.
Krieler Straße 100
50935 Köln
Tel.: 0221 2829980
info@leberhilfe.org
www.leberhilfe.org

Deutsches Hepatitis C Forum e. V.
Geschäftstelle DHCF
Hauptstraße 16
34474 Diemelstadt
Tel.: 0700 43736786
E-Mail: vorstand@dhcf.de
www.hepatitis-c.de

DGE – Deutsche Gesellschaft für Ernährung e. V.
Godesberger Allee 18
53175 Bonn
Tel.: 0228 3776600
E-Mail: webmaster@dge.de
www.dge.de

Leber-Liga zur Förderung und Unterstützung chronisch Lebererkrankter e. V.
Bertha-von-Suttner-Straße 30
40595 Düsseldorf
Tel.: 0211 706426
www.leber-liga.de

Lebertransplantierte Deutschland e. V.
Maiblumenstraße 12
74626 Bretzfeld
Tel.: 06202 702613
E-Mail: webmaster@lebertransplantation.de
www.lebertransplantation.de